迷走する
外国人看護・介護人材
の受け入れ

布尾勝一郎

ひつじ書房

目次

1章　外国人に対する日本語教育政策と言語文化観の問題　　1
1　はじめに　　1
2　本書の概要　　4

2章　EPAに基づく看護師・介護福祉士候補者の受け入れの概要　　7
1　日本による近年の外国人受け入れ　　7
2　EPAとはなにか　　9
3　看護師・介護福祉士候補者受け入れにいたる背景と経緯　　10
　3.1　受け入れの背景　　10
　3.2　受け入れの経緯　　11
　3.3　日本政府の立場　　13
　3.4　業界団体の反応　　15
4　候補者受け入れ枠組み　　16
　4.1　候補者受け入れ枠組みの概要　　16
　4.2　候補者の応募条件　　18
　4.3　受入病院・介護施設側の条件　　20
　4.4　協定上の6ヶ月間の日本語研修　　21
　4.5　受け入れ人数　　23
5　外国人受け入れ政策の観点から見たEPA枠組みの特徴　　25
　5.1　定住の道を開く医療・福祉関係者の大規模受け入れ　　26
　5.2　専門的技能を要する職種としての看護・介護　　26
6　日本語教育の観点から見た枠組みの特徴　　27

6.1	看護・介護の専門日本語	27
6.2	日本語による国家資格取得が前提	28
6.3	3種類の日本語	28

3章　受け入れの問題点と日本政府の対応　　35

- 1　受け入れ枠組みの問題点　　35
  - 1.1　候補者に求められる能力のあいまいさ（評価基準の不在）　　35
  - 1.2　学習支援者・教材の不足　　36
  - 1.3　調査の不十分さ　　37
  - 1.4　国家試験の不適切さ　　37
  - 1.5　関係者間の連携・ノウハウ継承の困難さ　　38
  - 1.6　調査の不足、国家試験のあり方、行政の問題点　　40
- 2　国家試験合格率の低迷　　40
- 3　日本政府によるこれまでの追加施策　　42
- 4　本章のまとめ　　44

4章　国会における議論　　47

- 1　国会会議録の分析　　47
  - 1.1　国会会議録検索システム　　47
  - 1.2　なぜ国会会議録を分析対象とするのか　　48
  - 1.3　データの抽出　　48
- 2　EPA承認前の議論の分析　　50
  - 2.1　日本フィリピンEPA承認前　　50
  - 2.2　日本インドネシアEPA承認前　　59
  - 2.3　小括　議員の「パフォーマンス」の場としての国会　　65
- 3　候補者受け入れ開始後の議論の分析　　66
  - 3.1　事例1　数字とカネの議論の場　　66
  - 3.2　事例2　数値化される候補者　　69

4	外国人排斥につながる談話	73
5	国会において不在となっていた議論	76
6	本章のまとめ	76

5章　厚生労働省有識者検討会における議論　81

1	本章の概要	81
2	有識者検討会について	82
2.1	分析対象としての有識者検討会	82
2.2	EPA看護師・介護福祉士候補者の国家試験受験に関する検討会	82
3	検討会の問題点	88
3.1	検討会参加者の人選の問題	88
3.2	意見募集のプロセスの問題	94
4	言語教育政策に関連する問題点	99
4.1	調査の不足	99
4.2	「能力」のあいまいさ・評価尺度の不在	105
5	本章のまとめ―「アリバイ」「消化試合」としての検討会	107

6章　候補者受け入れに関する新聞報道　113

1	新聞報道における議論	113
2	全国紙5紙の報道の実態	114
3	EPA看護師・介護福祉士候補者に関する報道の推移	115
3.1	EPA締結交渉の時期(2002年〜2008年)	121
3.2	インドネシア人候補者来日前	121
3.3	インドネシア人候補者来日後	121
3.4	2010年以降	122
4	インドネシア人候補者来日当初の報道	122
4.1	初期の記事の概観	123

   4.2　2008年度インドネシア人看護師・介護福祉士候補者
　　　　受け入れの概要　124
   4.3　EPAの枠組みと候補者・受入れ機関の描かれ方　125
   4.4　「日本語」の問題の語られ方　130
   4.5　イスラム教の描かれ方　138
   4.6　まとめ　143
  5　国家試験合格率についての報道　144
   5.1　候補者の合格率の不適切な扱い　144
  6　本章のまとめ　148

7章　結論—候補者受け入れから学ぶべきこと　153

  1　本書のまとめ　153
   1.1　候補者に対する日本語教育をめぐる問題　153
   1.2　日本語教育政策の成立過程に見られる問題　154
   1.3　言語(教育)観・文化観　155
  2　今後の課題と展望　157
   2.1　「日本語の作り直し」　157
   2.2　立法・行政レベルの問題　159
   2.3　言語(教育)観・文化観の問題　161
   2.4　母語教育・継承語の問題　163
   2.5　おわりに　163

あとがき　167
参考文献　169
索　引　177

1章　外国人に対する日本語教育政策と言語文化観の問題

1　はじめに

　2008年8月7日の朝、205名のインドネシア人男女が成田空港に降り立った。日本とインドネシアが結んだ経済連携協定(Economic Partnership Agreement＝EPA)に基づき来日した看護師・介護福祉士候補者[1]の一期生である。日本が初めて国家主導で外国人医療・福祉関係者を大規模に受け入れる試みであったこともあり、世間の注目を集める中での来日となった。

　候補者は、6ヶ月の日本語研修の後、日本の病院・介護施設で就労しながら看護師・介護福祉士の国家試験合格を目指し、合格すれば回数の制限なく在留資格の更新が可能になる。すなわち、日本定住への道も開かれることになる。2008年のインドネシアに続き、翌2009年にはフィリピンから、2014年にはベトナムからの受け入れも始まり、3ヶ国からの候補者の延べ人数は3,000人を超えた(2015年)[2]。

　インドネシア人候補者が来日したその日、筆者は候補者の来日当初の日本語研修を担当する財団法人海外技術者研修協会(AOTS)[3]の職員の一人として、彼女／彼らを出迎えるため、前夜から泊まりがけで成田空港に出向いていた。報道陣に取り囲まれるであろう彼女らを誘導し、無事に各地の研修センターまで送り届けるのが任務であった。報道も加熱していたが、初めて来日する候補者も、初めての受け入れに戸惑う筆者ら受け入れ側も、ある種の興奮状態にあった。

　AOTSは、一期生の来日当初6ヶ月の日本語研修を担当する団体として

政府に指定されていた、経済産業省の外郭団体である。筆者はそのAOTSで、日本語教育専門職契約職員として、候補者に対する日本語研修のカリキュラムデザイン、教材・試験作成や研修の管理、候補者や関係団体への聞き取り調査など、さまざまな業務に携わった。インドネシア語版の日本語教材の作成や、日本語の試験や評価基準の作成などのため、日々試行錯誤を迫られたり、候補者と接して相談を受けたりする中で、さまざまな制度面の問題を痛感していた。

また、制度だけでなく、EPAに関連して、候補者の日本語能力や宗教・文化について報じるマスメディアの報道ぶりにも違和感を覚えていた。

このように、インドネシア人候補者の受け入れ直前の段階から暗中模索を繰り返す中、問題が生じている構造的な背景を明らかにし、問題を解決する必要性を感じたことが、このテーマに取り組むきっかけとなった。

本書は、「日本語教育政策」と「言語文化観」を二本柱としている。

全体を通じて、EPAに基づく外国人看護師・介護福祉士候補者の受け入れを題材として、候補者に対する日本語教育のありかたや政府の制度設計過程の問題点を軸に論じる。言い換えれば、日本政府による「日本語教育政策」の問題である。

後半では、日本の大手新聞社の報道を分析することで、「日本語／日本語教育」についてのとらえ方や、イスラム教についての報道ぶりなど、日本社会が外国人を受け入れるうえで克服すべき問題点を指摘する。これは言わば、「言語文化観」の問題である。

看護師・介護福祉士候補者の受け入れは、日本による外国人受け入れの一事例にすぎない。だが、言語教育や異文化受容の面で、日本社会の他の側面にも当てはまる普遍的な論点が数多く含まれている。それらを浮き彫りにし、問題点を広く世に問いたいと考えている。

少子高齢化の進行や、難民受け入れの要請の声が高まるなど、日本による外国人受け入れの拡大が不可避となっている。そんな中、「言語（教育）」や「文化」についての考え方や態度は、政府や報道機関にとどまらず、一般の市民にとっても重要性を増していると思われるからである。

本書の対象としては、幅広い読者層を想定している。EPA の日本語教育に従事している方々、候補者を受け入れている病院・介護施設の方々、その他、多文化共生社会の構築や外国人の受け入れに関心をもつ市民の方々や学生の皆さんに手に取っていただければ幸いである。また、国会での議論や新聞報道を取り上げているため、政策立案にかかわる政府関係者や報道関係者にも是非目を通していただきたい。そして何より、当事者中の当事者である EPA 候補者／元候補者の皆さんにもお読みいただければ、望外の幸せである。

　候補者受け入れについての背景や制度についての概要や問題点をざっと知りたいという読者には 1 ～ 3 章を読んでいただけばよいだろう。4 ～ 6 章は、国会での議論 (4 章)、厚生労働省の有識者検討会での議論 (5 章)、全国紙による報道 (6 章) についての詳細な分析である。それぞれの章はほぼ独立しているため、興味のある章から読んでいただいても構わない。すべて通読した暁には、候補者の受け入れと、日本社会の抱える問題点について、様々な角度から見通すことができるだろう。

　なお、本書は、2015 年 3 月に著者が大阪大学大学院言語文化研究科に提出した博士学位申請論文を基にし、新たな情報も加えて大幅に改稿したものである。上記のとおり、幅広い読者層を想定しているため、全体として学術論文の体裁は取っていない。日本語教育に関する先行研究を検討した章、および研究の方法論 (批判的談話分析 (Critical Discourse Analysis)) についての解説の章はあえて省き、読者の理解に支障のないよう最小限の補足をするにとどめたことをお断りしておく。EPA に関する日本語の主要な参考文献は章末註などで紹介している。

　なお、読みやすさを優先するため、引用文中の漢数字は、算用数字に変更した。

2　本書の概要

本書の 2 章以降の構成は、以下のとおりである。

① EPA に基づく看護師・介護福祉士候補者の受け入れの概要と問題点（2 章、3 章）

2 章では、EPA に基づく看護師・介護福祉士候補者の受け入れの概要を述べる。日本の外国人受け入れについて概観した後、EPA そのものの説明や、候補者受け入れに至った背景を示したうえで、受け入れ枠組みの説明を行う。

候補者の受け入れは、年度によって、あるいは送り出し国によって異なる、極めてわかりにくい制度となっているが、本書では基本的な枠組みに絞って述べる。そのうえで、外国人受け入れ政策の観点や、日本語教育の観点から、候補者受け入れ制度の特徴を確認する。

続く 3 章では、受け入れ枠組みの問題点と、それに対する日本政府の対応策について述べる。主として、著者がこれまで関わってきた日本語教育の面から論じることになる。日本政府の対応が、その場しのぎの対症療法を中心とするものであったことが浮き彫りになるであろう。

② 日本政府内での受け入れに関する議論の分析（4 章、5 章）

次に、日本政府としてどのように候補者の受け入れを決め、実際にどのように受け入れが進んだのかについて述べる。まず、4 章では、国会での議論を分析することで、国政レベルで受け入れの結論に至った経緯を検証する。その際、日本語教育についての議論がいかに軽視されていたかが明らかになるだろう。また、5 章では、官庁レベルでなされた議論について批判的に検討する。候補者による国家試験の受験が困難を極めていたことを受けて、厚生労働省が主催した有識者検討会の議事録を資料としてやりとりを追うことで、国や厚労省の対応がいかに候補者不在の場当たり的なものであったかを示す。

③候補者受け入れに関する新聞報道の分析(6章)

　続く6章では、政府から離れて、民間に視点を移すことで、日本社会の受け入れ態勢はどうであったのかを検討する。本書では、読者への情報提供を通じて日本社会の言論に影響を与え、かつ、社会の状況を映す鏡としてのマスメディアの報道を取り上げる。日本の全国紙5紙による候補者の受け入れについての報道の分析を通じて、日本社会が外国人を受け入れるに際して、問題となる点を指摘する。候補者の日本語能力や候補者に対する日本語教育について、不適切な報道がなされていることが焦点となる。

　また、日本語の問題にとどまらず、文化の観点で、「宗教」に関する報道を取り上げる。インドネシア人候補者にはイスラム教徒が多いが、イスラム教は日本ではなじみが薄いとされてきた。新聞報道においても、イスラム教に関する偏見や無理解による記述が目立つことを示す。

　以上の①〜③について述べた後、最終章となる7章では、本書で分析・考察する問題点をまとめたうえで、今後外国人が増加し、ますます多文化・多言語社会の色彩を強めていくであろう日本社会が、どのように制度を整え、どのように振る舞っていくべきなのかを検討し、いくつかの解決策を提示する。同時に、今後の課題と展望を示す。

注
1　以下、本文中では、文脈上誤解を生じない場合は適宜「候補者」と略す。
2　2015年6月時点。厚生労働省ウェブサイト「インドネシア、フィリピン、ベトナムからの外国人看護師・介護福祉士候補者の受入れについて」による（http://www.mhlw.go.jp/stf/seisakunitsuite/bunya/koyou_roudou/koyou/gaikokujin/other22/index.html、2016年3月3日閲覧）。
3　現在は、合併を経て「一般財団法人海外産業人材育成協会（HIDA）」。

2章　EPAに基づく看護師・介護福祉士候補者の受け入れの概要

1　日本による近年の外国人受け入れ

　現在、日本における在留外国人は223万2189人(2015年末時点)を数える[1]。景気後退や東日本大震災の影響での一時的減少などを例外として基本的に増加傾向が続いている。

　海外にルーツをもつ人々の来日は、最近始まったことではない。第二次世界大戦以前から日本に居住する在日華人(いわゆる「華僑」)や在日韓国・朝鮮人等の人々はオールドカマー(あるいはオールドタイマー)と呼ばれている[2]。

　戦後は、戦争で被害を受けたインドネシアへの賠償の意味で、日本が受け入れた賠償留学生(1960年に制度創設)などがあった。また、1970年代後半に始まったインドシナ難民や中国帰国者の受け入れなど、歴史的経緯や人道的見地からのものが中心であった。

　企業経営者や研究者などの専門的技能を持つ人材については就労が認められていた一方、工場や建設現場などで働く労働者については、日本人の労働者の職場を奪われることを避けるという目的もあり、受け入れが制限されてきた。

　とはいうものの、1980年代、日本がいわゆるバブル経済に踊り、人手不足に陥っていた頃には、建設現場や工場での就労を目的として来日する外国人が増加した。日本が労働者として正面から受け入れたのではなく、当初は、イランやパキスタン、バングラデシュなど、当時来日にあたってビザ

(査証)が必要なかった国々からの来日者が、結果として労働者となったというのが実態であった。

その後、1989年に入管法(出入国管理及び難民認定法)が改定され、翌1990年に施行されたことによって、日系3世までが「定住者」の在留資格で日本に在留できることになり、ブラジルやペルーなどの日系人による日本への「出稼ぎ」が容易になった。

そして、1993年からは、外国人研修・技能実習制度による受け入れが始まった。この制度は、労働力の確保のためではなく、「技能実習生へ技能等の移転を図り、その国の経済発展を担う人材育成を目的としたもの」[3]という建前がある。

細かい議論は省くが、2016年現在の日本の外国人受け入れを、実態に即して大まかにまとめると、以下のとおりである。

(1) 高度な技能を持つ人(高度人材)は受け入れる(経営者、研究者、エンジニア、通訳者など)。
(2) 日本人と血縁・家族関係を有する人は受け入れる(日系人、中国帰国者、日本人の配偶者など)。
(3) 工場労働者や建設労働者など、非熟練労働者は受け入れない。受け入れるとしても、短期の「研修」「実習」目的に限る。

看護師候補者や介護福祉士候補者は、日本で研修を受けなければならないとは言え、(1)の高度人材に準ずる存在と言えるだろう。

また、在留資格や定住可能性の観点では、候補者の受け入れが始まった段階では、医師や看護師の「研修」という位置づけの入国は認められていたが、いずれ帰国することが前提となっていた。介護に関しては、介護に従事することを目的とした在留資格は、EPA以前には存在しなかった(後述)。このような状況の中、EPAに基づく看護師・介護福祉士候補者の受け入れが始まった。

2 EPAとはなにか

そもそもEPA(経済連携協定)とは何だろうか。候補者の受け入れについて論じる前に、以下、簡単に説明しておく。

EPAとは、「2以上の国(又は地域)の間で、自由貿易協定(FTA：Free Trade Agreement)の要素(物品及びサービス貿易の自由化)に加え、貿易以外の分野、例えば人の移動や投資、政府調達、二国間協力等を含めて締結される包括的な協定」を指す(財務省ウェブサイト[4])。また、経済産業省のウェブサイトによれば、「経済連携協定(EPA)とは、特定の国や地域との間で物品関税やサービス貿易障壁の削減撤廃、投資ルールの整備、人的交流の拡大など相手国・地域との幅広い分野での経済関係強化を目的とした協定」[5]である。要するに、単なる物の売り買いだけでなく、人の移動が含まれているのである。大まかに図解すると図1のとおりである。

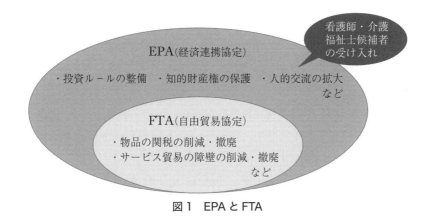

図1　EPAとFTA

ここで、本書の議論の中心となる看護師・介護福祉士候補者の来日は「人の移動」「人的交流の拡大」に含まれる。

EPAは包括的な経済連携に関する協定であり、貿易や投資、サービスなど幅広い領域が含まれている。このうち、「人の移動」に含まれる看護師・介護福祉士候補者の受け入れは、EPAのうちの一要素に過ぎない。まずは

この点を押さえておく必要がある。

日本は、シンガポールとのEPA（2002年発効）を皮切りに、各国とのEPAを締結、2016年3月時点で14ヶ国・地域との協定が発効済みである[6]。

3　看護師・介護福祉士候補者受け入れにいたる背景と経緯

3.1　受け入れの背景

日本の看護人材の受け入れの議論は、EPA締結交渉のごく初期、シンガポールとの交渉の頃から話題には出ていたが（2001年9月6日付読売新聞、東京朝刊3面）、実際の受け入れにつながったのは、フィリピンとのEPAである。

フィリピンは、かねて国外への出稼ぎが盛んな国であり、在外フィリピン人労働者（OFW）による仕送りが国家を支えていた。日本とのEPA交渉が開始された2002年時点で、「フィリピン人は家政婦や建設労働者として世界各地で働いている。OFWがフィリピンへ送金する外貨は62億3,400万ドル（約8,100億円、2001年）に達し、国内総生産（GDP）の8.5％に匹敵する。帰国するOFWが懐に入れて持ち帰る現金など統計で把握し切れないカネの流れもあり、大きな外貨獲得の手段となって」[7]いた。

また、「フィリピンはマルコス大統領時代の1980年代から送り出しを促進する政策を取っており、（中略）特に看護師については、年間1万人以上の看護師有資格者を輩出しているが、同時に年に約7,000人が海外で新規就労しており、『看護師の製造工場』とでも呼べる状況であった」（安里2010a: 200）という。海外で働くフィリピン人看護師が多いことがわかる。さらに、従来からフィリピンで送り出しが盛んだった家事労働者から介護職従事者に重心が移された。これは、介護職従事者のほうが、より「高付加価値」であるためである（同：200）。

次に、フィリピンと日本の関係についてみていく。フィリピンから日本への人の移動として知られているのは、歌手やダンサーなどとして働くエン

ターテイナー、船員、研修生・技能実習生等であろう。エンターテイナーは「興業」の在留資格で、年間数万人がバーなどで就労していた。「芸能人の能力がなく、人身取引の被害者となっている」などの指摘があり、日本政府は査証の審査の厳格化に踏み切った。その結果、「2005年3月以降、興行ビザによるフィリピン人の入国が激減し、およそ100分の1以下となった」(安里 2005: 130)という。

「エンターテイナー」の受け入れが制限されたことにより、他の送り出し手段を探す必要があったフィリピンにとっては、看護・介護部門の送り出しは悲願でもあった(安里 2010b: 85)。そのフィリピンが経済連携協定の交渉にあたって、看護師・介護従事者[8]の受け入れを求めてきたのである。

以上、フィリピンと日本の間のEPAの個別的な事情について述べた。だが、看護・介護を含む医療福祉関係者の移動は、2国間にとどまる問題ではなく、地球規模の背景を持っている。春原(2009)は、「医療やITなどの高度・専門人材の育成コストを供給国が負担し、先進国が即戦力として利用するという構造」(p. 28)と述べたうえで、医療福祉関係者の移動も、先進国による人材の「不当な引き抜き」(同：28)であると指摘している。このように、国家間の経済的格差がもたらす人の移動、という側面は無視できない。インドネシアやベトナムからの受け入れも、同様の構図のもとに捉えることができるだろう。

3.2　受け入れの経緯

次に、候補者の受け入れに至った経緯を見ていこう。表1は、フィリピンとインドネシアからの候補者受け入れの経緯について、時系列でまとめたものである。

2004年2月に正式に交渉入りした日本フィリピンEPAでは、看護師・介護従事者の受け入れについては、「フィリピンから強い要望」[9]があって日本がそれに応じる形で交渉が進んだ。「単純労働者は受け入れない」としてきた日本政府としては、国家試験合格というハードルを設けることは「譲れない一線」だった。

表 1　EPA に基づく看護師・介護福祉士候補者受け入れの経緯

年　月	日比 EPA	日尼 EPA
2004 年 2 月	交渉開始	
2005 年 7 月		交渉開始
2006 年 9 月	署名	
2006 年 12 月	国会承認(日本)	
2007 年 8 月		署名
2008 年 5 月		国会承認(日本)
2008 年 7 月		発効
2008 年 8 月		一期生来日、日本語研修開始
2008 年 10 月	上院承認(比)[10]	
2008 年 12 月	発効	
2009 年 1 月		介護福祉士候補者一期生、就労開始
2009 年 2 月		看護師候補者一期生、就労開始
2009 年 5 月	一期生来日、日本語研修開始	
2009 年 11 月	一期生、就労開始	

※外務省ウェブサイト「経済連携協定(EPA)／自由貿易協定(FTA)」http://www.mofa.go.jp/mofaj/gaiko/fta/ (2015 年 3 月 19 日閲覧) 等を参照して作成した。表中、「比」はフィリピン、「尼」はインドネシアを示す。

　EPA の交渉をすることで、フィリピン側にしてみれば、「自国市場を日本製品に対して開放する見返りに、自国労働者の就労ルートの制度化を求める場として用いることができる」(明石 2010: 261)。一方、相手国の輸入障壁を撤廃したい日本側にとっては、「当該国からの外国人労働者の受け入れを貿易外交上の交渉カード、すなわちバーターとして利用できることを意味する」(同: 261)。つまり、安里(2008)が端的に指摘するとおり、「経済連携協定による自由貿易化を通じて日本の輸出を強化する一方、代わりに日本で不足する看護・介護労働市場を開放するというものである。言い換えるとモノとヒトの交換である。」(p. 220)というのが実態であった。
　こうして、2006 年 12 月に両国間の EPA が日本の国会で承認された。し

かし、その後、フィリピン上院での審議が長引き、発効は 2008 年 12 月にずれこんだ。明石 (2010) は、フィリピンでの批准審議難航の理由として、「日本からフィリピンへの産業廃棄物持ち込み問題なども発生し、議会内において EPA の発効を是とする形で意見がまとまっていなかったためでもある。野党、NGO、世論の反対もあり、大統領側からの情報開示が不十分であるとの議会の不信もあった」(p. 262) と指摘している[11]。

日本フィリピン EPA が足踏みする中、看護師・介護従事者の海外送り出しが盛んに行われるようになっていたインドネシア (奥島 2014) が登場する。日本とインドネシアの間の EPA は 2005 年 7 月に交渉入りし、2008 年 5 月に日本の国会で承認され、同年 7 月に発効した。いわば、フィリピンを追い越した形である。候補者の来日および就労開始も、インドネシアが先行した。

ベトナムについては、2007 年 1 月に正式な交渉が始まり、2009 年 10 月に発効した。その他、タイやインドと日本の間の EPA 交渉においても、看護師・介護福祉士候補者の来日を盛り込むことが議論の俎上に上ったが、実現には至っていない (2016 年 3 月時点)。

3.3　日本政府の立場

では、日本政府はどのようなスタンスをとっていたのだろうか。看護・介護の業界を所管する厚生労働省は、ウェブサイトで「これら 3 国 (布尾註：インドネシア、フィリピン、ベトナム) からの受入れは、看護・介護分野の労働力不足への対応として行うものではなく、相手国からの強い要望に基づき交渉した結果、経済活動の連携の強化の観点から実施するものです」と説明している[12]。これが、当初から一貫した日本政府の公式な立場である。ポイントは、①インドネシア、フィリピン、ベトナムの側から言い出したことであって、日本側から求めたものではないこと、②「経済活動の連携の強化の観点」であって、看護・介護業界の動向とは無関係である、ということである。

厚労省の説明とは裏腹に、日本では、看護師や介護従事者は不足している

というのが実情である。看護師の需給ギャップは 20 〜 30 年前から指摘されており、現在は 6 万人に上ると推測される（安里 2014: 139）。しかし、厚労省は、看護についても介護についても労働力不足は存在しないとの立場をとり続けている。現時点で就労していない看護師を「潜在看護師」と見なすことにより、看護師は「過剰供給」と判断されるため、不足していないとの主張である。この論理は、介護従事者についても同様である（同：139）。

　厚労省が受け入れを渋る一方、経済産業省と外務省は前向きであった。「車をはじめとする製造業の関税の引き下げは、日本企業の競争力を維持するうえで不可避の課題だった。他方、相手国の要求事項である農産物交渉の難航は避けられなかった。そこで自然人[13]の移動を含めた包括的交渉とすることで農産物交渉の重要度を引き下げたのである」（同：140）。そして「農産物交渉の回避のために、日本は労働力移動の容認、ODA などの技術協力で譲歩を図った」（同：140）。つまり、製造業や農業の利害が複雑に絡む中、候補者の受け入れは、単なる交渉材料の 1 つにすぎなかったことがわかる。

　明石（2010）は、経済界の要請を受ける経済産業省や、日本の外国人労働者問題に風穴を開け、受け入れを進めたいと考える外務省を「開国派」、国内労働市場への影響を懸念する厚生労働省を「鎖国派」であると指摘している（p. 261）。すなわち、EPA に基づく看護師・介護福祉士候補者の受け入れは、経済産業省と外務省が主導し、厚生労働省が渋々従った、という構図である。その結果、「EPA による受け入れが研修機会の提供なのか、明確に受け入れ目的なのかがいま一つはっきりしない」（宮島 2014: 52）という枠組みになってしまっている。宮島（2014）はさらに、「EPA は経産省の所管であり、これによる受け入れが始まった時、厚労省はかなり傍観者的な立場をとった」（p. 51）とも指摘している。候補者の研修・就労に責任を持つ厚労省の腰が引けた状態で、候補者の受け入れが始まったと言える。なお、受け入れ開始後も厚労省が消極的な姿勢を取っていたことは、5 章における有識者会議の議論の分析でも明らかになる。

3.4 業界団体の反応

次に、日本の看護・介護関連業界がどのような態度をとっていたかを見ていく。日本看護協会は基本的に EPA に基づく看護師候補者の受け入れには反対のスタンスであった。同協会は、外国人看護師の受け入れに際して「医療・看護の質を確保するため」、以下の4点を主張している（日本看護協会 2008）。

① 日本の看護師国家試験を受験して看護師免許を取得すること
② 安全な看護ケアが実施できるだけの日本語の能力を有すること
③ 日本で就業する場合には日本人看護師と同等以上の条件で雇用されること
④ 看護師免許の相互承認は認めないこと

②は、必要となる日本語能力の具体的な基準が示されていないだけに、非母語話者にとっては高いハードルである。④の「相互承認」を認めない、とは、例えばインドネシアの看護師免許を持っていても、日本では看護師として認めない、その逆も然り、ということである。

一方、介護業界は、業界団体によって温度差が見られた。朝日新聞の報道によれば、日本介護福祉士会は、「人材確保のために外国人に頼るべきではない。言葉や文化の違いがあり、教育するのは大変。余裕のある施設でないと受け入れは難しい」として、候補者の受け入れに反対の立場であったという。一方、全国の特別養護老人ホームが加盟する全国老人福祉施設協議会は推進の立場だった[14]。このように、業界団体によっても、賛否が分かれる中、受け入れが始まった。

以上述べてきたとおり、看護師・介護福祉士候補者の受け入れは、EPA 交渉の中で、特例的なものとして政治的に決定された枠組みであり、省庁間の思惑、とりわけ看護師・介護福祉士の業界や就労を所管する厚生労働省と外務省・経済産業省の思惑が異なったまま、走り出すことになった。中でも、候補者の就労や国家試験受験に直接関わる厚生労働省が後ろ向きな態度

をとっていたことは、特筆しておいてよい。

4　候補者受け入れ枠組み

次に、候補者の受け入れの枠組みについて述べる。受け入れ枠組みは二国間交渉の中で決まる事柄であるため、インドネシア、フィリピン、ベトナムからの受け入れの方法は、それぞれ異なっている。また、看護と介護でも、応募資格や日本在留可能期間などの差異があるため、非常に複雑である。さらに、後述するように、年度ごとに運用が変わってきた、という側面もある。以下では、煩雑さを避けるため、候補者受け入れが始まった初年度（2008年）のインドネシアの枠組みを解説する。看護と介護で異なる部分や、受け入れ開始後の変更点、フィリピン・ベトナムとの顕著な違い等については、必要に応じて言及することにする。

4.1　候補者受け入れ枠組みの概要

図2はインドネシア人候補者の受け入れのイメージを示したものである。

EPAは二国間の協定であるため、候補者に自由に来日してもらう、というわけにはいかず、公的な受け入れ窓口が定められている。まず、日本側のあっせん機関として定められた社団法人国際厚生事業団（JICWELS）を通じて受入れ希望機関[15]が求人を出す（図中の①左側）。一方、インドネシア側のあっせん機関であるインドネシア海外労働者派遣・保護庁（NBPPIW）を介して、参加希望者が応募する（①右側）。お互いに唯一のあっせん機関を制度で定める理由は、悪質なブローカーの介入や、搾取などの不正を排除するためである[16]。

その後、給与や勤務条件、経歴など、お互いの希望条件を基にマッチングが行われる（④）。お互いの条件が合致すると、契約が結ばれ（⑤）、候補者が来日する。

候補者らは、日本での6ヶ月間の日本語研修および看護・介護の導入研修を経て[17]（⑥）、日本全国の病院・介護施設で働きながら学習し（⑦）、看護

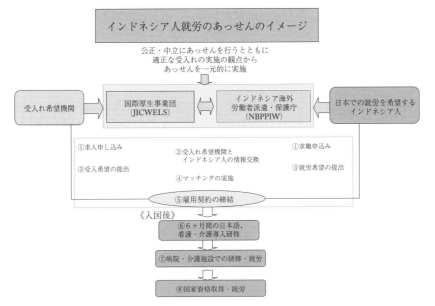

※厚生労働省ウェブサイト「日インドネシア経済連携協定に基づく看護師・介護福祉士の受入れ」(「日・インドネシア経済連携協定に基づくインドネシア人看護師・介護福祉士候補者の受入れ機関の募集開始について」参考資料) (http://www.mhlw.go.jp/houdou/2008/05/dl/h0519-1b.pdf、2014年10月26日閲覧) を基に、不要部分を削除した。

図2 インドネシア人就労のあっせんのイメージ

師・介護福祉士国家試験を受験する。看護師候補者は3年間、介護福祉士候補者は4年間の滞在期間中に国家試験に合格し、国家資格を取得すれば、引き続き就労が可能となる(⑧)。その後は、看護師ないしは介護福祉士として働き続ける限りにおいては、回数の制限なく在留資格(特定活動)を更新することができる。一方、期限内に試験に合格できなければ、帰国することになる。

看護師候補者は、3年間の滞在期間中に毎年、すなわち3回国家試験を受験することができるが、介護福祉士候補者については、国家試験の受験資格を得るために日本国内で3年間の就労経験が必要であるため、4年間の在留期間中の受験機会は最終年度の1回のみとなる。看護・介護とも、ハード

ルが高すぎるとの批判を浴びることとなり、結局、特例として1年間の延長が認められることになった(3章で詳述)。

フィリピンからの受け入れは、インドネシアとほぼ同様である。ベトナムからの受け入れでは、ベトナムにおいて協定上の日本語研修が12ヶ月行われ、日本語能力試験N3に合格した候補者のみが来日を認められる。来日後、約2ヶ月間、看護・介護の専門などの研修を受けた後に就労を開始する。

なお、フィリピンとベトナムからの介護福祉士候補者受け入れでは、以上述べてきたような「就労コース」、すなわち、協定上の日本語研修の後に、就労しながら国家資格の取得を目指すコースのほかに、「就学コース」がある。これは、日本語研修の後、介護福祉士を養成する専門学校に通って国家資格を得た後に就労を開始するコースであり、現時点では国家試験を受験せずに国家資格を取得することができる。フィリピンからの受け入れ開始当初2年間で計37人が来日したが、2011年度以降、募集が行われていない(2016年時点)。専門学校に通っている間はフルタイムで就労できない点や、学費の負担が敬遠されたものと考えられる。また、ベトナムについても、実際に来日しているのは就労コースのみである。

就学コースについては、人数が少ないうえ、国会での議論(4章参照)や新聞報道(6章参照)でもほとんど取り上げられておらず、公表されているデータが少ない。また、日本で学習してから就労する、という点で、基本的に「留学」に近い枠組みであることや、国家試験の受験が必須とされていないこともあり、日本語学習の面でも負荷が小さいと思われる。よって、本書では、以後、主として、克服すべき課題が多く、かつ注目を浴びた就労コースについて述べる。統計の数値等、就学コースも併せて記す場合はその旨触れることにする。

4.2 候補者の応募条件

候補者の応募の条件については、表2を参照されたい。

応募の条件としては、看護師候補者として応募する場合は、インドネシア

表2 日インドネシア経済連携協定に基づく看護師・介護福祉士候補者の受け入れ

（平成19年8月20日協定署名）

	看護師	介護福祉士
目的	看護師の国家資格取得と取得後の就労	介護福祉士の国家資格取得と取得後の就労
在留資格	二国間の協定に基づく「特定活動」の在留資格	
活動内容（国家資格の取得前）	日本国内の病院で就労・研修（雇用契約を締結）	日本国内の介護施設で就労・研修（雇用契約を締結）
活動内容（国家資格の取得後）	日本国内の医療施設等で看護師として就労（利用者宅でのサービスを除く。）	日本国内の介護施設で介護福祉士として就労（利用者宅でのサービスを除く。）
在留期間等	・資格取得前：看護師3年、介護福祉士4年が上限 ・国家試験に不合格（資格不取得）の場合は帰国 ・資格取得後：在留期間上限3年、更新回数の制限なし ・労働市場への悪影響を避けるため、受入れ枠を設定：当初2年間で1000人（看護400人、介護600人）を上限	
入国の要件	・インドネシアの看護師資格の保有者（看護学校の修了証書III取得者又は大学の看護学部卒） ・2年以上の看護師の実務経験 ・日本人と同等報酬の雇用契約を締結	・「大学又は高等教育機関の修了証書III以上の取得者+6ヶ月程度の介護の研修を修了し介護士としてインドネシア政府から認定された者（注1）」又は「看護学校の修了証書III取得者又は大学の看護学部卒業者」 ・日本人と同等報酬の雇用契約を締結
日本語研修等	入国後に6ヶ月間の日本語研修等（注2）を実施	
送り出し調整機関	インドネシア海外労働者派遣・保護庁（NBPPIW）	
受け入れ調整機関	社団法人国際厚生事業団（JICWELS）	

（注1）インドネシアにおける介護の研修については、介護に必要な技能を有する介護士として必要な技能を取得するためのカリキュラムを、インドネシア政府が日本政府と協議しながら検討。
（注2）「日本語研修等」には、看護・介護導入研修を含む。日本語検定2級程度の日本語能力がある場合には研修を受講しないことも可。
（留意点）不法滞在等の問題が生じた場合の受入れの一時停止を含む、秩序立った受入れのための必要な措置を日本政府が講じる。

※厚生労働省ウェブサイト「日インドネシア経済連携協定に基づく看護師・介護福祉士の受入れ」（「日・インドネシア経済連携協定に基づくインドネシア人看護師・介護福祉士候補者の受入れ機関の募集開始について」参考資料）（http://www.mhlw.go.jp/houdou/2008/05/dl/h0519-1b.pdf、2014年10月26日閲覧）

において2年[18]以上の実務経験を有していることが要求されている。介護福祉士候補者として応募する場合は、協定上は「介護士としてインドネシア政府から認定された者」という条件も存在するが、そもそもインドネシアには介護士資格が存在しないため、初年度は、もう1つの条件である、看護師資格が必要であった[19]。これは、一定以上の学歴や知識を有する応募者に絞り込むことで、「単純労働者」の受け入れではないことを担保するためのも

のであったと言えよう。

　本書で特に重要な点は、候補者になるための条件として日本語能力が求められていなかったことである。すなわち、日本語未習者が、3年ないし4年の間に看護師・介護福祉士国家試験に合格できるだけの日本語能力を身に付けることが前提となっているということである。その困難さはEPA締結前から国会でも指摘されており（4章で詳述）、実際に来日した候補者の苦戦ぶりが、マスメディアや研究者の注目を集めることとなった。

　インドネシア人候補者については、2014年度の受け入れから、半年間の来日前予備教育（後述）の終了時に「日本語能力試験N5程度以上」の能力があることが来日の条件とされるようになった（フィリピンは2016年度から）[20]。N5とは「基本的な日本語をある程度理解することができる」（日本語能力試験公式ウェブサイト）というレベルであり、日本語能力試験でももっとも低いレベルである。ここで来日の条件とされたのは、あくまでN5「程度」である。正式な日本語能力試験合格を求めるものではなく、高いハードルではない。

　EPA応募時点で十分な日本語能力を有する候補者については、日本語研修が免除される。免除の要件は、日本語能力試験2級程度（2010年からの新試験ではN2程度）の日本語能力がある場合である（表2の「日本語検定」は「日本語能力試験」の誤り[21]）。これは、「日常的な場面で使われる日本語の理解に加え、より幅広い場面で使われる日本語をある程度理解することができる」というレベルである。初年度来日者208名のうち3名（いずれも介護福祉士候補者）は、日本への留学経験があり、日本語能力が高かったことから、6ヶ月の日本語研修を免除された。

4.3　受入病院・介護施設側の条件

　一方、受け入れ側の病院・介護施設の側の条件としては、①候補者に、日本人と同等の賃金を支払うこと、②国家試験を受験するための研修が適切に行われること、③看護師や介護福祉士の人数など、一定以上の規模を満たしていること、などが要件となった[22]。つまり、一定の規模を有し、ある程度

以上余裕がなければ、受け入れに手を挙げることができない仕組みであると言える。その点で、当初国会でも懸念された、候補者らが「搾取されるおそれがある」[23]という可能性は低くなる。

4.4　協定上の6ヶ月間の日本語研修

　EPAでは、協定上定められた6ヶ月の日本語研修(以下、「6ヶ月研修」)が行われる。ここでは、受け入れ初年度の2008年度に、インドネシア人看護師・介護福祉士候補者を対象に行われた研修について述べる。初年度の日本語研修機関はAOTSと独立行政法人国際交流基金(以下、「JF」)である。また、2年目以降の研修についても触れる。

受け入れ初年度(2008年)の研修

　まず、2008年にAOTSが行った日本語研修について述べる(筆者もこの研修のカリキュラムや試験の作成を担当していた。詳細は羽澤・神吉・布尾2009を参照)。この年、AOTSは、看護師候補者104人、介護福祉士候補者45人の研修を行った。AOTSの研修の概要は以下の表3のとおりである。AOTSは、6ヶ月研修後の就労を円滑に進めることを目的とし、以下の3つの目標を設定し、カリキュラムを組んだ。また、6ヶ月研修後の継続学習を意識し、候補者が自律的に学習できる素地の育成も目指した。

　　①地域社会で生活できる最低限の社会文化および日本語運用能力の獲得
　　②職場で就労できる最低限の社会文化および日本語運用能力の獲得
　　③職場における自律的学習能力の獲得

　述べ858時間の研修のうち675時間が日本語研修にあてられた。初級と中級の教材の学習を終えた後、専門日本語の学習を始める、というカリキュラムであった。(実際には、時間の制約や学習者の習熟度によっては、中級の学習と併行して専門日本語の学習を行う場合もあった)。また、日本の気候やマナーなどといった講義や、病院・介護施設見学を行う社会文化適応研

表3 AOTSの6ヶ月研修の概略(羽澤・神吉・布尾2009を修正)

	日本語研修(675時間)	社会文化適応研修(141時間)
クラス編成	10～15名	23～30名
授業実施時間	・午前18時間／週、午後9-12時間／週 ・(正規授業時間以外に自習3時間程度／日)	・9時間／週
授業形態、内容	・教室内学習(主として直接法) 　　口頭練習による会話力育成 　　文章作成(漢字学習を含む) 　　読解力育成　等 ・教室外学習 　　外部日本人との自由会話 　　課題遂行活動 　　発表会 　　WBT (Web Based Training。AOTS開発のeラーニング教材) 　　等	講義(逐次通訳) 理解度テスト 演習 病院・介護施設見学 グループ討論 発表会　等
主な教材	・『新日本語の基礎Ⅰ、Ⅱ』 ・『新日本語の中級』 ・『専門日本語入門—看護篇、介護篇』[24] ・各テキストに準拠した翻訳、文法説明書、視聴覚教材 ・仮名、漢字学習教材 ・WBT ・学習ファイル　等	研修担当者・講師作成の資料

修も141時間提供された。さらに、この表以外に、国際厚生事業団(JICWELS)が担当する看護・介護導入研修(日本の看護・介護制度に係る基本事項に関する講義)が42時間行われた。

なお、2011年以降の研修では、主教材が、より一般的に使用される『みんなの日本語』シリーズに変更されている。これは、国際交流基金(JF)が同年から始めることになった来日前予備教育(後述)の教材に合わせることで、学習の継続性を担保することが主たる狙いであった。

以上がAOTSの研修の概略である[25]。

一方、JFは、介護福祉士候補者のうち56人に対し研修を行った。研修目

標はほぼ同様であるが、主教材として『みんなの日本語』を使用するなど、研修内容は AOTS と異なっていた(詳細は登里ほか 2010)[26]。

2009 年以降の研修

2 年目以降は、6 ヶ月研修を行う機関が公募入札されることとなった。例えば、インドネシア人候補者の 6 ヶ月研修を管轄する外務省の審査の結果、2009 年度の研修は一括して民間のヒューマンリソシア株式会社[27]が担当することに決まった。同社は、人材派遣・人材育成会社であるが、企業グループ内に日本語学校や日本語教師養成講座を有していることから、参入したものと考えられる。

ヒューマンリソシアにおける研修は、上記の AOTS の研修に「夜間強化クラス」の上乗せがあった。その他、主教材として『にほんご90日』『中級へ行こう』を使用するなど(辻・小島・高田 2010)、AOTS や JF と内容が異なっていた。

また、2009 年から始まったフィリピン人候補者の研修については、AOTS に加え、アークアカデミーや赤門会日本語学校など、複数の民間日本語学校が参入している。

なお、「2008、2009 年度看護師国家試験の合格率がそれぞれ 0%、1.2%と低迷し、EPA 候補者の日本語能力不足が叫ばれたことから」(登里ほか 2014: 55)、2011 年以降は、日本語能力の不足を補うため、インドネシア・フィリピンにおける日本語予備教育が追加された。これは、EPA の協定に基づかない追加的なものとして、日本政府が主体となって実施しているものである。JF がこれを担当しており、本書を執筆している 2016 年 3 月時点ではインドネシア・フィリピンとも、6 ヶ月間となっている。この点については、次章で経緯を述べる。

4.5 受け入れ人数

以上の枠組みのもと、日本がインドネシア、フィリピン、ベトナムから受け入れた候補者の人数は表 4 のとおりである。インドネシアからの候補者

表4　年度ごとの看護師候補者・介護福祉士候補者の受け入れ人数

		2008年	2009年	2010年	2011年	2012年	2013年	2014年	2015年	累計
尼	看護	104	173	39	47	29	48	41	66	547
	介護	104 (3)	189 (1)	77 (2)	58 (1)	72	108 (1)	146	212	966 (8)
	計	208	362	116	105	101	156	187	278	1513 (8)
比	看護	—	93	46	70	28	64	36	75 (1)	412 (1)
	介護就労	—	190 (10)	72 (2)	61 (1)	73 (2)	87 (6)	147	218 (3)	848 (24)
	介護就学	—	27	10	—	—	—	—	—	37
	計	—	310	128	131	101	151	183	293	1297 (25)
越	看護	—	—	—	—	—	—	21	14	35
	介護	—	—	—	—	—	—	117	138	255
	計	—	—	—	—	—	—	138	152	290

※表中の(　)内の数字は、協定に基づく6ヶ月の日本語研修の免除者(日本語能力試験N2(旧2級)相当以上)の人数で、内数。厚生労働省ウェブサイト(「経済連携協定(EPA)に基づく外国人看護師・介護福祉士候補者の受入れ概要」等)を参照した。

の受け入れは、当初2年間で看護400人、介護600人の、計1,000人(1年あたり500人)を上限としていた。この人数は、厚生労働省の説明によれば、「日本の労働市場に悪影響を及ぼさない、現実的に可能で適切な数字とした」ものである[28]。その後も最初の2年間の上限人数に準じて、年間に看護200人、介護300人を1ヶ国からの受け入れの最大人数としているが、現時点では、上限に達したことはない。累計では3,100人となっている。

インドネシア・フィリピンからの初期の受け入れ人数について、朝日新聞が以下のように報じている。

　　フィリピンで派遣枠を満たせなかった背景には(1)応募が殺到し、原

則先着順にしたものの、絞り込みすぎた(2)候補者の選考基準を事前に決めておらず、日本での実習経験や日本語学習経験が考慮されなかった(3)候補者の日本語教育を任されるため、受け入れ施設が求人を絞った、など制度面での問題があった。また急速な景気後退で、給与水準が原則日本人並みで、日本語教育の負担がかかる外国人看護師・介護福祉士を敬遠する動きにも拍車がかかった。

インドネシアも同じような事情を抱える。同国の派遣の上限は2年間で1,000人。昨年は国内での周知不足などのため208人の派遣にとどまった。今年は1,000人以上の応募があり、試験などで約950人に絞り込んだ。今月14〜20日の面接を経て上限いっぱいの792人を日本に送り出す予定だったが、日本からの求人が370人にしか満たず、インドネシア側は困惑している。(2009年5月9日付朝日新聞朝刊5面)

このように、受け入れが低調であった背景には、受入病院・施設の負担が重い、という事情があることがわかる。また、日本側の景気変動や送り出し国の選考の不備など、様々な要因が影響して、受け入れ人数が変動している。

その他、2011年の東日本大震災で辞退者が出たなどの影響も考えられるが、2012年以降は、特に介護は増加傾向にある。

5　外国人受け入れ政策の観点から見た EPA 枠組みの特徴

候補者の受け入れは、EPA に基づく受け入れ、という点で初めての試みであったが、日本の外国人受け入れ全体として見ても、新規性のある枠組みであった。以下、日本の外国人受け入れ政策の観点から見た制度の特徴についてまとめる。

5.1 定住の道を開く医療・福祉関係者の大規模受け入れ

　EPA に基づく看護師・介護福祉士候補者の受け入れは、日本にとって初めての、医療・福祉関係の外国人労働者の大規模な受け入れである。また、候補者に定住への道を開いた点で、日本の出入国管理政策上の大きな転換点と言える。

　外国人が日本に滞在するためには日本の法務省が認める「在留資格」が必要となる(「留学」「研修」など)。候補者の在留資格は、「特定活動」であり、国家試験合格後は、看護師・介護福祉士として就労する限りにおいて回数の制限なしに在留資格の更新が認められる。すなわち、長期滞在、ひいては永住も可能となる。

　候補者の受け入れが議論されていた時点では、日本の外国人看護師の受け入れは、極めて限られたものであった。留学などの結果、日本の看護師国家資格を取得すれば、「医療」の在留資格で就労することができたが、あくまで研修を目的としたものであり、期間に制限があった[29, 30]。

　また、介護については、従来、就労に制限のない「日本人の配偶者等」の在留資格で日本に住むフィリピン人や、同じく就労制限のない「定住者」の在留資格を有する日系ブラジル人が介護施設のヘルパーとして働く例は 1990 年代初頭からあった(山本 2014)が、介護従事者としての就労を目的とした外国人労働者の受け入れは、EPA に基づく受け入れが初めてである。厚生労働省は「特例的な措置」としているが、実際に人の移動が生じたことの意味は大きい。日本の出入国管理政策上、注目すべき出来事と言えるだろう。

5.2 専門的技能を要する職種としての看護・介護

　看護・介護が専門的技能を要する職種であることも、注目点として挙げられるだろう。この点で、従来日本で就労してきたイラン人・パキスタン人労働者や外国人研修生・技能実習生、南米日系人労働者などの多くを占める非熟練労働者とは異なる。EPA によって看護師・介護福祉士候補者を一定規模(数百人単位)で受け入れることは、言わば「専門的な技能を持つ外国人労

働者の受け入れの1つのテストケース」(2008年8月3日付読売新聞社説)であった[31]。

6 日本語教育の観点から見た枠組みの特徴

以下、日本語教育政策の成立過程や背景について論じる本書の趣旨に従い、日本語教育の観点から見たEPAの枠組みの特徴を検討する。

6.1 看護・介護の専門日本語

まず、看護・介護の日本語という、特定目的のための専門日本語の習得が必要になることが特徴である。

介護に関しては、上述のヘルパーとして働く日本語非母語話者の日本語学習需要は以前から存在していたが、国の政策として、数百人単位で組織的に日本語を教育する必要が生じたのはEPAに基づく候補者の受け入れが初めてである。

一方、看護については、従来も日本へ留学し、専門学校や大学を卒業して看護師になるなどのケースは存在したが、その場合は、留学のための高度な日本語能力を身に付けてから、看護業務のための日本語を身に付けることになる。その点で、候補者に対する看護の専門日本語教育とは性質が異なる。EPAは、半年間の日本語研修を終えた後は就労しながら学習を進めるという枠組みであるため、初級・中級の段階から、業務に用いる専門日本語の学習をしなければならない。

学習方法や学習支援のノウハウや教材が確立していなかった(いない)ため、制度開始当初から各研修機関や受入病院・介護施設で、それぞれ試行錯誤が続けられており、①漢字や語彙の習得などの言語的な困難、②候補者が母国で受けた教育と異なる点や日本独特の文化や法制面などを学習することの困難、③日本語教師が看護・介護の専門家とどのように協働するか、などが課題となっている[32]。

6.2 日本語による国家資格取得が前提

　また、EPA に基づく候補者受け入れが、日本語による国家資格取得を前提としていることも見落とせない。日本語学習経験のない外国人が来日して、就労しながら学習を続け、3年ないし4年という短期間に、日本語母語話者と同様に国家試験に対応できるだけの日本語能力を身につける、という前提である。ここまで明示的な形で、読み書きを含む高度な日本語能力を要求する外国人労働者受け入れの枠組みは、過去に類例を見ない。そのため、マスメディアの報道でも、「日本語の壁」が焦点の1つとなった。新聞報道では、とりわけ、床ずれを意味する「褥瘡（じょくそう）」など、漢字の難解さが強調されている（布尾 2009）。

　いわば、EPA に基づく看護師・介護福祉士候補者の受け入れは、3年ないし4年の間に日本語で国家試験を受験する、「特定分野での就労のため、国家試験合格のための短期促成専門日本語教育」を前提とした、まとまった規模の受け入れということになる。

　他のカテゴリーの外国人については、EPA ほど高度な専門日本語の習得を求められるケースは少ない。中国帰国者、インドシナ難民の受け入れは日本での生活・就労が前提であるが、職種は限られていない。また、在日コリアンなどのオールドカマーや日系人、中東からの労働者などへの対応においては、そもそも「日本語教育」は視野に入っていなかった。また、留学生は、日本語教育の中心的な対象ではあるが、目指されるのは主として、大学や大学院で学習したり論文を読み書きするために必要なアカデミックジャパニーズである。日本で就労することが前提になっているわけでもない。その点で、候補者の受け入れとは大きく異なる。

6.3　3種類の日本語

　EPA に基づく看護師・介護福祉士候補者の受け入れでは、応募時の日本語能力は条件とされていない。その結果、EPA 開始当初は、応募者のほとんどを日本語未習者が占めていた[33]。

　候補者らは、まず日本で日常生活を送ることができる日本語能力を身につ

けなければならない。

　そして、6ヶ月研修の後には病院・施設で就労ができるように、業務で使用する日本語を身につける必要がある。

　さらに、3年ないし4年の間に日本語で国家試験を受験し、合格することが求められている。整理すると、以下の3種類の日本語を習得する必要があることになる(布尾 2013)。

①生活の日本語(話しことばが中心。住所や名前を書いたり、看板や書類など日常的に接する日本語を読むことも含む。)
②業務の日本語(話しことばが中心。看護・介護記録など、業務上の文書を読み書きすることや、国家試験の学習のために専門学校などの講義を聞くことも含む。)
③国家試験の日本語(国家試験問題の読解。)

　①に関しては、従来の日本語教育でも蓄積がなされており、十分に対応できるが、②と③は、看護と介護の専門日本語である。それぞれ、最近になって、以下のような実践や研究がなされている。

　②の「業務の日本語」については、専門語彙の習得のための教材(国際交流基金関西国際センター編(2009)など)が開発されているほか、業務の口頭による引き継ぎ(申し送り)の聞き取りには、特有の談話の型(＝話の展開の特徴など)を理解することが重要であることが指摘されている(登里・永井 2011)[34]。

　③の「国家試験の日本語」については、看護師国家試験・介護福祉士国家試験の語彙や漢字の難易度について分析がなされてきており[35]、一般的な日本語学習では対応できない難解な漢字語やカタカナ語が多いことがわかっている(「慢性閉塞性肺疾患」や「仰臥位」「ボディ・マス・インデックス」「ストーマ」など)[36]。試験の平易化を求める声は、研究者の間でも多い[37]。また、介護福祉士国家試験については、著者らのグループが開発した漢字語彙学習ウェブサイト(『介護の漢字サポーター』、『介護のことばサーチ』[38])や、

試験対策にあたって必須の用語808語を抽出し、リスト化する試みも行われている（野村ほか 2011）[39]。

これらが、候補者が来日して3～4年後の、ひとまずの到達目標である。国家試験合格後には、本格的に看護記録や介護記録を書く力が必要になってくるという（岡田・宮崎 2012、丸山・三橋 2013b）。

難解な国家試験問題は解けても、通常のやりとりに使う日本語が流ちょうに話せない、という候補者は多い。これは、まずは国家試験合格を至上命題とせざるを得ない制度の問題でもある。

以上、本章で述べてきたように、EPAに基づく看護師・介護福祉士候補者の受け入れは、1つの特殊な事例ではあるが、広く外国人に対する日本語教育や日本社会の対応のし方を考えるうえで、様々な論点を含んでいると言える。

注
1 法務省の統計による。
2 「オールド」とは言っても、さらに歴史を遡れば、大陸から日本列島へやってきた人々は古来無数に存在しているが、ここでは、一般的な呼称に倣う。
3 公益財団法人国際研修協力支援機構（JITCO）ウェブサイト（http://www.jitco.or.jp/about/gaiyo_mokuteki.html、2016年4月10日閲覧）。
4 財務省ウェブサイト「EPA（経済連携協定）」
http://www.mof.go.jp/customs_tariff/trade/international/epa/（2015年2月27日閲覧）
5 経済産業省ウェブサイト「経済連携協定（EPA）／自由貿易協定（FTA）の推進について」http://www.meti.go.jp/policy/tradepolicy/epa/epakatsuyo/080616EPAfirst%20step.html（2009年6月30日閲覧）
6 外務省ウェブサイト「経済連携協定（EPA）／自由貿易協定（FTA）」
http://www.mofa.go.jp/mofaj/gaiko/fta/（2016年3月30日閲覧）
7 「日比FTA交渉開始—労働市場開放で難航、日本、受け入れに慎重（アジアトレンド）」（2002年11月13日付日経金融新聞8面）。以下、本書で引用する新聞記事は、特に断りのない限り、オンライン記事検索サービスで検索したものを使用する。
8 本書では、介護福祉士、ホームヘルパー、その他資格を有しない介護労働従事者

を総称して介護従事者と呼ぶ。また、介護の有資格者については、資格を付与する国や資格の種類を問わず、「介護士」と総称する。

9　2004年11月9日、参議院外交防衛委員会での谷川秀善・外務副大臣の発言（国会会議録より）。

10　フィリピンは上院での承認が必要であったが、インドネシアは承認が不要であった。

11　明石（2010）は、他の理由として、日本が在留資格「興行」でのエンターテイナーの受け入れを厳格化したことが、「フィリピン側の態度を硬化させたということも考えられる」（p. 262）とも述べている。この点は、前述の安里（2010b）の指摘と食い違うが、総合的に見て、フィリピンが看護師・介護従事者の送出を推進していたこと自体は間違いないと思われる。

12　厚生労働省ウェブサイト「インドネシア、フィリピン、ベトナムからの外国人看護師・介護福祉士候補者の受入れについて」（http://www.mhlw.go.jp/stf/seisakunitsuite/bunya/koyou_roudou/koyou/gaikokujin/other22/index.html、2014年10月25日閲覧）。

13　法人に対して、個人を指す法律用語。

14　2008年8月3日付朝日新聞、東京朝刊3面（「（国を開く　選択のとき）看護・介護、受け入れに壁」）。

15　EPAの枠組みでは「受入れ希望機関」「受入れ機関」は医療法人、社会福祉法人等の公私の機関」を指す。（国際厚生事業団2014: 1）。本書でもその呼称に従う。本書では、候補者を実際に受け入れる病院・介護施設のことを、それぞれ「受入病院」・「受入介護施設」と呼ぶが、厳密に呼び分ける必要がない場合は医療法人と病院を総称して「受入れ機関」とする場合がある。

16　2008年5月20日付読売新聞によると、「農業、漁業などの分野で途上国から人材を受け入れている外国人研修・技能実習制度は、長時間労働などの劣悪な待遇や、賃金の中間搾取といった不正が多発した。こうした問題が起きないよう、EPAでは唯一のあっせん機関として、厚労省の外郭団体である国際厚生事業団が指定された。」（東京朝刊15面解説記事）とある。

17　2011年度には、来日前の予備教育3ヶ月が追加され、2012年からは6ヶ月となっている。この点については、3章で詳述する。

18　フィリピンは3年、ベトナムは2年。

19　2009年にJICWELSがインドネシアで介護の研修を実施し、介護資格を有する者として応募を認めたが、その研修はその後行われていない。2014年時点の応募者は看護師資格を有する者のみである。なお、フィリピンについては、介護の資格が存在するため、その点で問題はない。ベトナムについては、「3年制又は4年制の看護課程修了」が条件。

20 厚生労働省ウェブサイト「経済連携協定（EPA）に基づく外国人看護師・介護福祉士候補者の受入れ概要」（「インドネシア、フィリピン及びベトナムからの外国人看護師・介護福祉士候補者の受入れについて」）（http://www.mhlw.go.jp/file/06-Seisakujouhou-11650000-Shokugyouanteikyokuhakenyukiroudoutaisakubu/epa_base5_270825.pdf、2016 年 8 月 26 日閲覧）

21 試験の名称の誤りは、厚労省だけでなく、新聞報道にも見られる。この点については、6 章で詳述する。

22 厚生労働省ウェブサイト「日インドネシア経済連携協定に基づく看護師・介護福祉士の受入れ」（「日・インドネシア経済連携協定に基づくインドネシア人看護師・介護福祉士候補者の受入れ機関の募集開始について」参考資料）（http://www.mhlw.go.jp/houdou/2008/05/dl/h0519-1b.pdf、2014 年 10 月 26 日閲覧）

23 2004 年 10 月 28 日参議院法務委員会、自民党の山東昭子議員の質問。

24 後に、海外産業人材育成協会編（2010、2011）として出版された。

25 AOTS の研修に関する報告としては、2008 年度に来日したインドネシア人候補者一期生に対する研修や就労開始後の追跡調査や研修デザインについて報告した羽澤・神吉・布尾（2009）と神吉・布尾・羽澤（2009）がある。また、布尾（2011b）も、2010 年にインドネシアのバンドンで実施された三期生に対する研修について報告している。大関・遠藤（2012）は、同年度の AOTS 研修における漢字クラスの授業実践を「自律的な学び」の観点でまとめたものである。

26 JF に関しては、研修のコースデザインについて詳述した登里ほか（2010）、候補者の口頭能力評価について論じた石井・登里（2010）などがある。

27 ヒューマンリソシア株式会社ウェブサイト（http://resocia.jp/、2015 年 3 月 11 日閲覧）。

28 2006 年 9 月 12 日付朝日新聞朝刊 3 面、辻哲夫事務次官の発言。

29 4 年間が上限。その後、2006 年には 7 年に緩和された。2010 年には期間の制限および「研修」という制限が撤廃され、回数の制限なく在留資格を更新することができるようになっている。

30 民間主導の先駆的な試みとしては、AHP ネットワーク協同組合（現 NPO 法人 AHP ネットワークス）が 1994 年から実施したベトナム人看護師養成支援事業がある。参加者はベトナムで研修を受けた後に選抜を経て来日し、看護専門学校や大学を受験、入学し、看護師国家試験を受験する。合格後は日本の病院で就労する、という枠組みで、延べ 56 人が看護師資格を得たが、想定よりも学費などのコストがかさんだため 2010 年で事業を終えている（詳細は AHP ネットワークスのウェブサイト「外国人看護師養成支援事業の歩み 1992 年〜 2010 年」http://www.ahp-net.org/data/Vietkango1992-2010001.pdf、2016 年 9 月 26 日閲覧）。

31 専門的な技能を持つ外国人、という点では、ビジネスパーソンや IT 技術者、外

国語教師なども当てはまるが、彼女／彼らは平均的な「日本人」が代替できない技能（外国語能力や出身国との架け橋となる能力）を持つことを前提としている点や、国策として大規模に受け入れているわけではないという点で、EPAの候補者とは異なる。

32 候補者に対する学習支援についての実践は多い（岡田 2010、丸山・三橋（2011、2013a、2013b）、野村・秋山 2013、野村 2015、齊藤ほか 2013、池田ほか 2010、池田・深谷・堀場 2011）。これらは、看護・介護の専門日本語や国家試験対策の学習支援の実践報告という点で共通している。いずれも、試行錯誤をする中で、支援の工夫や、教材、学習の困難点などを報告している。

33 羽澤・神吉・布尾（2009）を参照。現在では、日本語の必要性も周知されているため、既習者も多い。例えばインドネシアでは、介護を専門とする大学の学科が開設されたり、民間の財団が、EPA応募前の希望者に対して無償で10ヶ月の日本語研修を行うといった取り組みもあり、EPA応募を目的として日本語を学習する機会・場所も増えていると思われる。

34 その他の研究として、病院や介護施設で参与観察を行った嶋（2011）は、国家試験対策の学習の結果、視覚的に意味が認識できている語彙でも耳で聞いた場合に認識できないなど、言語技能の偏りが生じていることなどを明らかにした。また嶋（2012）は、看護師候補者の就業中の言語行動を観察し、同僚とのコミュニケーションの破綻の原因が候補者の言語能力のせいにされやすいことなどを指摘している。また、介護現場で参与観察を行った上野（2013）は、就労開始前の6ヶ月の日本語研修で取り上げておくべき事項を指摘し、日本語教育専門家と介護の専門家の連携が必要であることを主張している。

35 看護師国家試験を分析したものとして、奥田（2007、2011）がある。奥田（2011）は、看護師国家試験に出現する語彙の分析を行い、旧日本語能力試験の出題基準語彙表によると、看護師国家試験に出現する語彙のうち65％以上が、旧日本語能力試験2級以下の語彙で占められていることなどを明らかにした。齋藤（2010）も、看護師国家試験の漢字・語彙・文法項目を分析し、「2級の認定基準に若干の上乗せがあれば足りるのではないか」（p. 211）と述べている。一方、岩田（2014）は、看護師国家試験を分析し、2級文法のほとんどは国家試験には出現しないことから、「2級基準で学習すると大きな無駄が出る」（p. 46）と指摘、むしろ名詞語彙の学習を優先すべきであると主張した。根拠を示したうえで旧試験の2級は必要ない、という指摘は、試験対策の加熱を防ぐ意味でも、「2級」という数字の一人歩きを防ぐ意味でも意義のある研究である。

36 介護福祉士国家試験については、野村ほか（2011）が、過去の国家試験を分析し、学習すべき語を808語挙げている。中川（2010）は国家試験に出現する漢字を分析し、出現頻度上位497字で、出現漢字（延べ）の約90％がカバーできることを示し

たうえで、介護福祉士候補者が学習すべき漢字について考察している。また、中川・齊藤(2015)は、介護福祉士国家試験に出現するカタカナ語の分析を行い、英語語源以外のカタカナ語の学習に注意が必要であることを指摘した。

37 遠藤・三枝(2013)、三枝(2014)など。また、田尻(2011)は、看護師国家試験を分析し、難解な漢字語彙が多いことを指摘している。

38 それぞれ、英語版とインドネシア語版を公開している。ウェブサイト開発に関連する研究としては、中川(2010)、中川・角南(2011)、中川(2012)、中川・齊藤・角南・布尾(2012)、齊藤・角南・中川・中村・布尾(2012)、中川・角南・齊藤・布尾(2013、2014)、齊藤・中川・角南・布尾(2013)。

39 教材としては、候補者にとってわかりやすい「やさしい日本語」を用いた聖隷福祉事業団編(2011)や小原ほか(2013)が注目できる。eラーニング教材としては、JICWELSが開発したもののほか、布尾・神吉・羽澤(2010)などがある。

3章　受け入れの問題点と日本政府の対応[1]

1　受け入れ枠組みの問題点

　まず、先行研究やマスメディアで指摘されている、EPAに基づく候補者受け入れ枠組みの問題点を見ていく。候補者の送り出し国と日本政府の思惑のずれや、看護・介護の専門日本語の教育の困難さについては2章で既に触れた。ここでは、その他の日本語・日本語教育に関連した問題点について述べる。

1.1　候補者に求められる能力のあいまいさ（評価基準の不在）

　まず、候補者に求められる能力のあいまいさが問題である。目標言語である専門日本語の能力を示す基準や測定手段が存在しないため、どのような能力を身につければよいのかが、判然としない。「学習目標のあいまいさ」と言い換えてもよい。

　例えば、来日後の6ヶ月研修終了時の能力として、日本語能力試験のN3が目標とされている。しかし、日本語能力試験公式ウェブサイトで「認定の目安」を見ると、N3は「日常的な場面で使われる日本語をある程度理解することができる」とされており、看護や介護の業務に必要な日本語能力が測定できるわけではないことがわかる。また、日本語能力試験はマークシートで選択する筆記試験であるため、そもそも書いたり話したりする能力は測定できない。さらに言えば、国家試験を読み解くための能力とも関係がない。いわば、前章で述べた3種類の日本語のうち、「①生活の日本語」について

はある程度測れるが、「②業務の日本語」と「③国家試験の日本語」については、評価できないことになる。N3 より上位レベルの N2 と N1 も、一般的な日本語についてのレベルの目安にすぎないため、問題は同様である。このように日本語能力試験のみに依拠して日本語能力を語ることの弊害は、随所に現れてくる（4 章以降の議論を参照）。評価基準の不在の問題とも言える。この点については、大関・奥村・神吉（2015）が「介護現場における体系的な指標はまだなく、今後の整備が待たれる。その際、日本語能力評価を四技能（布尾註：「聞く」・「話す」・「読む」・「書く」を指す）に分け、業務を行うための日本語力を育成することは限界があるのではないだろうか。」(p. 260) と指摘している。言語学習においては、まず、しっかりと目標を設定することが重要であるが、肝心の評価指標が確立していないため、候補者の受け入れにおいては、それができる環境になっていないのである。

1.2　学習支援者・教材の不足

次に、学習支援者・教材などの学習リソースが不足している点が挙げられる（布尾 2011a、布尾 2012a）。これらの点は、特に 2008 年の受け入れ開始直後に顕著であった。

とりわけ、国家試験対策・日本語研修が受入病院・介護施設に「丸投げ」されていることが問題視されている。外国人を、看護師・介護福祉士国家試験を受験できるように養成するノウハウを持たない病院・介護施設が多い。日本語ボランティアや日本語学校に依頼するケースが多いが、外国人看護師・介護福祉士候補者育成の経験が乏しい点では同様である。

また、候補者らの就労先は全国各地に散在しているため、地方による学習リソースの多寡の問題もある。「国家試験対策のための日本語」の学習を支援するためには、看護・介護と日本語教育両方に通じた「専門家」であることが望ましいが、そのような人材は限られている。加えて、教材の不足も、特に受け入れ開始当初は深刻であった。2015 年時点では、候補者の就労開始後の学習支援を担当する国際厚生事業団（JICWELS）から病院・介護施設に配付される教材も増えるなど、全般的に状況は好転しているが、病院や介

護施設での国家試験対策に使用できる教材がまったくない状況で受け入れが始まっていたことは強調しておくべきである。

1.3 調査の不十分さ

学習目標を定めたり、教材を作成したり、学習支援の方法を検討するには、目標言語調査やニーズ調査が必要である。この場合、「目標言語調査」というのは、2章の6.3で述べた3種類の日本語がどのようなものであるかを明らかにすることである（例えば、国家試験で使われる文法・語彙・漢字の調査や、病院での申し送りのやりとりの調査）。また、「ニーズ調査」とは、日本語使用の実態を把握したうえで、候補者にとって、どのような日本語能力が必要となるのか、といった調査のことである。ところが、制度開始に先行して大規模な調査が行われた形跡はない。また、受け入れ開始後も、JICWELSや厚生労働省がアンケートなどを実施しているが、学習支援改善に直結するデータは乏しい。また、候補者が受験した国家試験の結果の分析も行われていない（厚生労働省 2012a）。

つまり、受け入れの各段階において必要な調査が不足している、ということになる。具体的には、①入口（受け入れ枠組み構築時の目標言語調査やニーズ調査）、②途中経過（どのように就労・学習が行われているか）、③出口（国家試験結果）等の調査が不十分である。

国家試験の分析や、職場での目標言語の調査は、大学等の研究者が個人あるいはグループでそれぞれ個別に行っていることが多い。研究内容の重複や人手不足、資金不足などの問題を考えると、本来は政府が主導して行うべきであろう。

これらの調査の不十分さが、後に記すとおり、場当たり的な制度変更につながっていると言える。

1.4 国家試験の不適切さ

次は、候補者らが受験する看護師・介護福祉士国家試験そのものについての問題である。候補者も日本語母語話者と同じ国家試験を受けることが前提

とされているが、その意味づけがなされていない。そもそも、なぜ問題文の読解能力を問う必要があるのか、患者や介護施設利用者とのやりとりや口頭での業務引き継ぎの能力は問わないのか、なぜインドネシア語やフィリピノ語や英語の試験ではなく、日本語での試験である必要があるのか、などの議論がないまま、日本語による国家試験をそのまま受けさせる、という選択になった点に問題がある。

また、国家試験の内容自体も相当に難解な日本語で書かれている（田尻2011、遠藤・三枝 2013 ほか）。このことは、嶋（2011）が指摘するように、国会試験対策で読解の練習を重視した学習の結果、視覚的に意味が認識できている語彙でも耳で聞いた場合に認識できないなど、言語技能の偏りが生じる要因になっていると思われる。国家試験合格を最優先することの弊害である。

国家試験については、2010 年以降、厚生労働省が 3 度にわたり有識者検討会を組織し、見直しが行われ、①日本語を平易にする、②試験時間を延長する、③総ルビの問題用紙を選択することができるようにする、などの改善策がとられた。この点については、5 章で詳述する。

1.5　関係者間の連携・ノウハウ継承の困難さ

関係する日本語研修機関や受入病院・介護施設、省庁などの間の連携やノウハウ継承が円滑でない点も指摘できる。

まず、協定上の 6 ヶ月研修の実施機関が毎年のように変わっている点が挙げられる（2 章を参照）。6 ヶ月研修は、初年度の 2008 年度に海外技術者研修協会（AOTS）と国際交流基金（JF）が担当したが、翌年からは公募となった。その結果、AOTS のほか、民間の日本語学校も受注し、それぞれが独自にカリキュラムを編成し、それぞれが異なる教材を使用して研修を行っている。互いに競争相手であり、しかも毎年入札が行われるため、経験の継承も期待できない[2]。その他、毎年、受託が決まるまで準備にかかれないため、制度の変更に即座に対応できない場合もある。さらに、講師を継続的に雇用することができないため、数ヶ月単位での契約となってしまう点も、経験豊

かな講師の確保や組織としてのノウハウ継承の障害となるなど、単年度入札をめぐる課題は多い。

　また、担当省庁が分かれていることも事態を複雑にしている。フィリピンEPAは経済産業省が、インドネシアEPAは外務省がそれぞれ6ヶ月研修を担当しているため、それぞれ独自に日本語研修実施団体の公募入札を行う。そのため、フィリピンの看護と介護、インドネシアの日本語研修を実施する団体は異なる[3]。日本語研修機関同士は、お互いに競合相手であるため、ノウハウの共有も限定的である（布尾2011a）。

　同一機関が連続で受託できたとしても、教育対象が異なれば、研修内容も異なる。例えば筆者が在籍していたAOTSでは、EPAに基づく候補者受け入れが始まった2008年度はインドネシアの看護と介護の6ヶ月研修を行ったが、次年度はフィリピンの看護師候補者の研修を行っている。このような場合、対象となる学習者の属性が異なるため、前年度の研修で作成した教材などをそのまま使用できないことになる。

　また、2011年度からはJFが来日前の予備教育を行っているが、候補者は来日前の予備教育機関(JF)→6ヶ月研修機関→受入病院・介護施設と、最低でも3つの機関で研修を受けることになる[4]。これらの機関で一貫した日本語学習を行うことは難しい。上野(2013)は、協定上の6ヶ月研修の具体的な学習内容が受入介護施設の現場まで伝わっていないことを指摘している[5]。

　以上をまとめると、①年度をまたいだノウハウの継承がしにくいこと、②同時期に研修を行う機関同士の「横の連携」がとりにくいこと、③学習段階ごとの研修機関同士の「縦の連携」が取りにくいこと、の3点が大きな課題となっている。

　田尻(2010)は、「この経済連携協定(EPA)は外務省・財務省・農林水産省・経済産業省・厚生労働省などが関わって実施しているため、責任体制がはっきりしていない。」(p.68)と指摘している。もっとも、これはEPAだけに限った話ではない。「日本語教育政策は多くの官庁で扱われていて、しかも縦割り行政の弊害でそれぞれの政策の一貫性がなく、問題が生じてきたときに対症療法的に施策を作ってきた」(田尻2010: 83)のである。

1.6 調査の不足、国家試験のあり方、行政の問題点

　以上のように、1.1〜1.3は、目標言語の調査が不足していることにより、学習内容、評価、学習方法や教材などが定まらない、という、言語教育の観点から見れば、基本的な悪循環と言える。1.4は、当の目標言語（国家試験の日本語）のあり方がそもそも適切ではない、という点である。また、1.5は、「単年度入札」や「縦割り行政」の弊害という、いわば日本の行政に広く見られる問題点と共通する課題だと言えよう。次節では、これらの問題点を抱えて出発した候補者受け入れの結果について述べる。

2　国家試験合格率の低迷

　ここで、受け入れの結果を確認しておこう。表1は、候補者の国家試験合格者数を示したものである。

　2008年8月に来日したインドネシア人看護師候補者一期生は、半年間の日本語研修を終えた直後の2009年2月に最初の国家試験受験機会を迎えたが、合格者はゼロであった。来日時点で日本語未習の候補者が多かったため、これは当然の結果である。翌2010年の受験で、2人が合格、2011年の試験では13人が合格したものの、結果的に、協定上の滞在期間である3年間の合格者は、来日した104人のうち、15人（14.4％）にとどまった。その後、特例で滞在の1年延長が認められたため[6]、希望者は翌年も受験機会を得たが、初年度来日者の最終的な累積合格者は24人（23.1％）となっている。介護福祉士候補者に関しては、滞在最終年度の合格者が35人（来日者の33.7％）、1年延長後や帰国後の再受験も含めれば46人（44.2％）である[7]。日本で3年間就労して受験資格を得て、実際に受験した候補者だけの合格率で見ると48.9％（日本人も含めた受験者全体では64.6％）と、看護に比べれば健闘している。その後も、特にインドネシア人介護福祉士候補者については、日本人も含めた全体の合格率を上回っている。

　一方、看護は、インドネシア・フィリピンとも、1割〜3割台をウロウロしている。日本語母語話者も含めた全体の合格率が9割前後であることを

表1　国家試験合格者数

国	看護／介護	来日年度	来日者数	協定上の期限内の合格者数（対来日者割合）	滞在延長後等を含めた合格者数[8]（対来日者割合）
インドネシア	看護	2008	104	15(14.4%)	24(23.1%)
		2009	173	24(13.9%)	42(24.3%)
		2010	39	6(15.4%)	14(35.9%)
		2011	47	8(17.0%)	12(25.5%)
		2012	29	4(13.8%)	7(24.1%)
		2013	48	8	―
	介護	2008	104	35(33.7%)	46(44.2%)
		2009	189	75(39.7%)	82(43.3%)
		2010	77	41(53.2%)	54(70.1%)
		2011	58	34(58.6%)	38(65.5%)
		2012	72	42(58.3%)	―
フィリピン	看護	2009	93	11(11.8%)	15(16.1%)
		2010	46	5(10.9%)	11(23.9%)
		2011	70	15(21.4%)	19(27.1%)
		2012	28	3(10.7%)	5(17.9%)
		2013	64	18(28.1%)	―
	介護	2009	190	41(21.6%)	50(26.3%)
		2010	72	27(37.5%)	32(44.4%)
		2011	61	21(34.4%)	27(44.3%)
		2012	73	26(35.6%)	―

※厚生労働省ウェブサイトの報道発表資料を基に作成。協定上の最後の受験機会を迎えた2008～2013年の来日者のみを集計した。なお、看護師国家試験については、2016年度実施の試験の合格者の詳細情報が未公開であるため、厚生労働省医政局看護課に電話で問い合わせた（2016年4月5日）。

考えると、低迷していると言うしかない数値である。フィリピン人候補者については、2009年度来日の看護師候補者一期生93人のうち29人が、3回目の国家試験受験機会を待たず帰国した（厚生労働省2012c）ことなどもあり、その年の来日者の合格率は16.1%と、インドネシア人候補者より低く

なっている。

　合格者数・帰国者数だけで成否を評価することには慎重であるべきだが、一部の病院に合格者が集中している現状なども考え合わせると、少なくとも受け入れ枠組み全体として成功しているとは言い難い。

3　日本政府によるこれまでの追加施策

　病院・施設での研修や国家試験受験における候補者らの苦戦が伝えられて以降、日本政府は様々な対策を講じてきた。代表的なものを、候補者の来日から帰国までの局面別（①〜⑤）に整理すると、以下のようになる（布尾 2012a）。

　　①来日前：日本語予備教育を追加
　　　（2011年度来日者からJFが実施。2011年は尼3ヶ月、比看護2ヶ月、比介護3ヶ月であった。2012年度来日者は尼6ヶ月、比3ヶ月（看護・介護とも）。2013年度来日者からは両国とも6ヶ月となった。）
　　②協定上の6ヶ月研修：日本語研修の時間の追加（フィリピン）
　　③就労開始後：・学習のための補助金
　　　　　　　　・日本語教材や国家試験模擬試験の送付
　　　　　　　　・候補者の集合研修（2010年から）
　　④国家試験：・2011年の試験から、病名の英語併記やルビなど
　　　　　　　・2013年の試験から、試験時間延長、総ルビの問題が選択可能に
　　　　　　　・不合格の場合でも、成績等の条件を満たせば滞在期間1年延長可に
　　⑤帰国後：在インドネシア日本大使館での就職説明会（2011年から）

　このように、各局面について、日本政府が何らかの支援策を講じているとはいえ、「対症療法」の色彩が濃い。試行錯誤と言ってもよいだろう。以上

のような追加施策が五月雨式になされ、今日に至っている。安里(2014)は、「行き過ぎとも取れる『配慮』が政治主導で進められた背景には、(中略)合格率を高めることでEPAが不平等協定でないことを証明する必要があった」と、政治的・外交的な背景があったことを指摘している(p. 141)。試行錯誤とはいえ、これらの様々な支援策や改善策の効果が出たためか、最近の入国者については、初期に比べ合格率が上昇している。

　一方で、枠組みの頻繁な運用変更による副作用は大きい。以下、一例として、上述した追加施策のうち、日本語研修期間が徐々に長くなっている点を挙げる。候補者らの日本語能力が不十分とされたため、2011年度からは、EPAの協定上定められた6ヶ月研修の前に、インドネシア・フィリピンにおいて2〜3ヶ月間[9]、JFが来日前予備教育を行うことになった(以下、「予備教育」)。その後、期間が延長され、2013年度来日者からは、インドネシア・フィリピンとも6ヶ月となっている。予備教育に来日後の6ヶ月研修を加えると、就労開始前に合計で12ヶ月間の日本語教育を受ける計算になる。この、研修期間の変更は、候補者の日本語能力の向上、という観点では望ましい方向であるが、研修機関にとっては、毎年カリキュラムの変更を迫られ、経験が蓄積しにくい理由の1つとなった。

　その他の変更点としては、インドネシア人候補者向けの6ヶ月研修の実施場所が挙げられる。初年度の2008年度は、6ヶ月間すべてが日本での研修であった。ところが、翌2009年は最初の4ヶ月をインドネシアで、残りの2ヶ月を日本で行うという条件であった。その次の2010年は最初の2ヶ月をインドネシアで、4ヶ月を日本で行うことになった。そして、2011年以降は、日本のみでの研修が続いている。政府間の交渉で決まるこのような変更により、教材・教具の準備や講師手配、学習進度の調整など、かなりの変更が生じる[10]。経験の蓄積という点では明らかなマイナスである。

　2016年現在では、来日前の予備教育6ヶ月と来日後の6ヶ月研修、というパターンが定着するなど、試行錯誤の末、安定している感があるが、それまでの迷走は問題点として指摘しておいてよいだろう。田尻(2010)はこれらの経緯について、「看護師の国家試験での不合格者が多数出た対策を2年

目にしてやっと始めたことが基本的な制度の欠陥として指摘できる」(p. 89)と述べているが、この指摘は上述のすべてにおいて当てはまる。

4 本章のまとめ

以上見てきたように、日本語教育や看護・介護の専門教育の観点では、「だれが」、「何を目標に」、「何を使って」、「どのように」教えるか、という、教育の根本的な要素について、暗中模索が続いている。また、その原因とも言える調査研究の軽視や関係者間の連携の不足も解消されていない。

JICWELSによる教材配付や候補者の集合研修、あるいは受入病院・介護施設や日本語教師、候補者本人の努力により、事態が徐々に改善しつつあるとはいえ、問題が根本的に解決したわけではない。

さらに、本書の主題からはやや外れるが、教育以外の面でも、外国人受け入れ政策上の問題は数多い。日本に定住するにあたっての家族の呼び寄せが制限されていることや、帰国を想定した場合のキャリア形成が困難であることなど、課題が山積している。

目先のEPAに基づく看護師・介護福祉士候補者受け入れの改善にとどまらず、今後の新たな外国人受け入れをも視野に入れて、教訓から学ぶ必要がある。

注
1 本章は、布尾(2011a、2012a、2015)を土台として再構成し、加筆・修正を行ったものである。
2 本書の著者もAOTSでEPAの日本語教育の担当者として勤務したが、カリキュラムの詳細など情報共有の制約には気を遣わざるを得なかった。
3 フィリピンは看護と介護別々の業者が受託する。インドネシアは看護と介護をまとめて1つの業者が受託するなど、仕組みが異なる。
4 EPA応募以前から日本語を学習している候補者や、病院・施設の委託で日本語学校に通う候補者などは、4つ以上の教育機関を経ることになる。教育の連続性が必要だということについては、岡田・宮崎(2012)や野村(2013)も指摘している。

5 なお、候補者が就労を開始した後の学習支援については、厚生労働省が管轄しており、支援事業を国際厚生事業団 (JICWELS) が実施しているという点も、情報共有を困難にさせている。
6 2008年、2009年の来日者に関しては、政府による日本語の学習支援が本格化する前だったため、「一定の外交上の配慮」のため、特例として1年間の滞在延長が認められた (2011年3月11日閣議決定 (「経済連携協定 (EPA) に基づくインドネシア人及びフィリピン人看護師・介護福祉士候補者の滞在期間の延長について」首相官邸ウェブサイト、http://www.kantei.go.jp/jp/kakugikettei/2011/0311entyo.pdf、2015年3月11日閲覧))。国家試験で一定の成績をおさめることや受入れ機関による研修改善などが条件となっている。その後、インドネシア人・フィリピン人ともに2013年の来日者まで、特例が認められた (2015年3月時点)。
7 インドネシア帰国後、再来日して受験し合格した1人を含む。
8 「滞在延長後等を含めた合格者数」は、特例により1年の在留延長を認められた候補者のほか、通常のEPAの枠組み外の合格者も含む。期限内に合格できなかったなどの事情で帰国した候補者が、再来日して受験して合格した場合や、在日中に准看護師の試験に合格して「医療」の在留資格に切り替えたことで、EPAの枠組みから外れた人などがそれにあたる。
9 インドネシアは看護・介護とも3ヶ月、フィリピンは看護が2ヶ月、介護が3ヶ月であった。
10 著者は、2010年にAOTSがインドネシアで2ヶ月の研修を行った際に日本語研修コーディネーターを務めていたため、これらの困難を身を以て経験している。

4章　国会における議論[1]

1　国会会議録の分析

　本章では、候補者の受け入れの枠組みの構築にあたって、候補者に対する日本語教育が、国家のレベル、すなわち、日本の国会でどのように議論され、決定されたかについて分析する。候補者に対する日本語研修や、候補者の日本語学習、日本語による国家試験受験、病院や介護施設での就労時の日本語など、候補者の「日本語教育」「日本語学習」「日本語能力」がどのように議論され、日本語教育政策の立案につながったのかを検討する。

1.1　国会会議録検索システム

　国会での議論の軌跡をたどるにあたって、「国会会議録検索システム」(http://kokkai.ndl.go.jp/)を利用する。国会会議録検索システムには、第1回国会(1947年5月開会)以降のすべての本会議、委員会等の会議録が収録されており、会議名や発言者名、あるいはキーワードを指定しての検索が可能である(「国会会議録検索システム」ウェブサイト)。
　このシステムに収録されている会議録データは、議員らによる発話をそのまま文字化したものではない。「不規則発言」(やじ)や不穏当な発言が含まれないほか、言い誤りや脱落が修正されるなどの「整文」が施されている(松田ほか2008)。この点は、語レベルで分析する日本語研究のデータとしては注意が必要となるが、本章の議論のように、制度の立案過程の議論の内容を検討することが目的であれば、支障はないと考えられる。この検索シス

テムを利用して、EPA に基づく看護師・介護福祉士候補者の受け入れに関する議論を抽出した。

1.2　なぜ国会会議録を分析対象とするのか

　国会は言語政策・言語教育政策やそれに費やす予算を決定する最高機関である。国会議員らは、「日本語教育のスペシャリストではないが、日本語教育に関わる政策に、大方の日本語教育関係者よりも大きな影響力を持つ」(山本 2014: 20)。国会会議録は、国会の場で語られる政策や理念、あるいは法案の成立過程を詳細に記録した公的な資料として貴重なものである。

　国会会議録を利用した言語研究としては、会議録を「日本語コーパス」(言語資料)と捉えて、語彙や相互行為など、ミクロの観点から分析しているものが多い(例えば、松田編 2008)。

　一方、国会で語られている政策の内容や理念について質的に分析した言語政策・言語教育政策研究は少ない。国会会議録を資料として戦後の人名漢字に関する議論を分析した円満字(2005)があるほか、本書のテーマである日本語教育政策については、戦後の政策とその理念を検討した山本(2014)が挙げられる程度である。山本(2014)は、EPA については、主たる分析対象とはしておらず、「最近の動向」として概観しているのみである。候補者への日本語教育が同化につながるなど、的を射た指摘も多い[2]。本章では、山本(2014)を適宜参照しつつ、同書で取り上げられていない点も含め、詳細に論じていく。

1.3　データの抽出

　第 1 回国会(1947 年)〜第 186 回国会(2014 年)のすべての会議録から、「EPA」「看護」「日本語」など、候補者の受け入れ、とりわけ「日本語」の問題について議論する際に使われると想定される語をキーワードとして、適宜組み合わせて検索した。キーワードは以下のとおりである。

　①「EPA」&「日本語」

②「経済連携協定」&「日本語」
　③「経済連携協定」&「看護」
　④「経済連携協定」&「介護」
　⑤「EPA」&「看護」
　⑥「EPA」&「介護」

　初期のころは、EPA を「自由貿易協定」「FTA」と呼ぶ議員が多かったことから、それらについてもキーワードに含めて検索した。国会で議論がなされる際には、EPA の枠組みには必ず言及するため、以上のキーワードで、候補者の受け入れに関する議論、中でも日本語に関する議論はほぼ網羅できていると考えられる。

　キーワードを含む発話・やりとりを数えたところ、総計で 339 件であった。日本の国会の審議では、議員が持ち時間を割り当てられて政策について質問をし、各省庁の担当者や大臣が答弁をする形が大半を占める。その場合は、1 人の議員による一連の質疑と答弁のやりとりを 1 件と数え、キーワードが含まれていない発話も含めて分析の対象とした。また、大臣の所信表明演説や、参考人として招致された有識者による説明など、それ自体独立していると考えられる発言は 1 件と数えた。たまたま複数のキーワードが含まれてはいるが、候補者受け入れとは関係のないやりとり・発言も多い（日本の介護保険制度に関しての発言など）。

　総数 339 件のうち、EPA 看護・介護について言及したものが 189 件あった。候補者の日本語学習や日本語能力、国家試験の日本語など、日本語学習、日本語教育、候補者の日本語能力に関連したものに限ると、69 件であった（以上、2014 年 9 月 8 日に検索）。

　国会では、衆議院・参議院それぞれに各種の常任委員会が設置されており、本会議で採決する前の段階で法律案などの審査が行われる。フィリピン、インドネシア、ベトナムとの経済連携協定の承認に当たっては、衆議院では外務委員会、参議院では外交防衛委員会で 1〜2 回の質疑が行われた後、討論、採決が行われ、それを受けて衆参それぞれの本会議において委員

会からの報告がなされ、全体での採決に至る、という流れであった。

また、上記の委員会以外の、厚生労働委員会(衆参両議院)や法務委員会などでも、他の法案の審査の際に、関連して候補者の受け入れに関する質疑が行われている。データには、これらの委員会での議論も含まれている。協定の締結には直接影響しないものの、関係省庁の大臣や官僚から、その時々の政府の施策や考え方に基づいて答弁が行われると考えられるため、本章での分析対象に含める。

2 EPA承認前の議論の分析

以下、国会における国会議員や政府参考人の発言を引用する形で、議論の特徴や問題点を見ていく。展開を追いやすいよう、基本的に時系列に沿って事例を示す。① 2006年12月の日本フィリピンEPA国会承認前の議論、その後、② 2008年5月の日本インドネシアEPAの承認前の議論の2期に分けて述べる[3]。

2.1 日本フィリピンEPA承認前

まず、日本フィリピンEPAの国会承認の直前の議論を紹介する。2003年にフィリピンとのEPA交渉が話題に上りはじめてから、2004年11月に大筋合意がなされ、2006年12月に日本の国会で承認されるまでの時期である。候補者の受け入れについての議論では、日本語についてよりも、受け入れの枠組み全体に関わる事柄についてのやりとりが多い。例えば、候補者の在留資格の問題や、候補者の就労の斡旋をどこが行うか、といった観点である。また、候補者の待遇がどのように保障されるか、候補者の相談をどのように受けるか、などが中心で、日本語教育について、細部まで論じられることは少なかった。以下、日本とフィリピンの間のEPA締結についての議論を紹介する。

事例 1 「大丈夫ですか-しっかりやります」型のやりとり

　以下は日本語教育に関する、公明党の丸谷佳織議員の質問である。丸谷氏は自身の発言中でも触れているとおり、ポーランドの大学で日本語を教えたことのある日本語教育経験者である。

> 2006年11月1日衆議院外務委員会
> ○**丸谷佳織委員**　例えば、看護師、介護福祉士両方、入国していただいて6カ月間の日本語研修を日本で受けます。病院で就労、研修あるいは養成校という形になるわけですけれども、3年間で国家試験を通らなければいけない人たちが大半かと思うんですね。私も、1年間でしたけれどもポーランドの大学で大学生に日本語を教えておりました。その中で、そのレベルから考えても、確かに、<u>フィリピンの看護師さんとか介護福祉士さんというのは、4年制大学を出ていて、非常に優秀な、クオリティーの高い人たちだというのはわかるんですけれども、日本語という壁をそんなに簡単に、6カ月の研修を受け、数年間日本で就労しただけで国家試験を通るぐらいのレベルに語学がなるのかなという不安はどうしても残るんですね。</u>
> 　その点についてお伺いをしますが、まず、看護師そして介護福祉士、現在、国内で実施をしている国家試験の合格率、この点は何％になっていますか。（下線およびゴシック体は布尾が付した。以下同様）

　丸谷氏は、自らの日本語教師としての経験から、フィリピン人候補者の日本語学習期間の短さについて、「日本語という壁」という「これまでの国会議論でも繰り返されてきた比喩」（山本 2014: 296）を用いて「不安」を表明する。これに対し、合格率についてのやりとりがなされた後に、厚生労働省の中村秀一・社会・援護局長が答弁し、質疑が続く。

> ○**中村政府参考人**　先ほど先生からお話がございましたように、日本語を勉強していただかなければならないという、いわば1つの越えなけ

ればならない課題があるという一方、フィリピンから来られる方につきましては、一定の質の方が来られるということで、正直申し上げまして、私ども、合格率について見通しすることはなかなか困難でございますが、我が国の平均の合格率は先ほど申し上げたとおりでございます。

　私どもとしては、とにかく初めて実施することでございますから、日本語研修とか、その後の実務研修、そういったところにおける日本語教育、そういったことについてしっかり見守っていく必要があると考えております。

○丸谷委員　初めて行うことなのでやってみなければわからないということだと、これは本当に、物ではないので、人が日本に来て、そして働いて、またいずれ帰っていただくということになるのかもしれないんですけれども、それこそ先週質問させていただいた、知日派イコール親日派ではないという話もあったんですが、働きに来ていただいた看護師の方、介護福祉士の方に親日派になって帰っていただかないと困るというのがあるんですよね。

　ですから、人に関することですので、本当に慎重に慎重を重ねた上で、日本の労働市場を圧迫しない形でフィリピンの方にもしっかり働いていただくという視点をやはりしっかりと持って、細やかな対策をとらなければいけないんだろうというふうに考えております。

　丸谷委員が指摘する、「初めて行うことなのでやってみなければわからない」という姿勢は、EPAに基づく看護師・介護福祉士候補者の受け入れを象徴している。候補者のニーズ調査を行ったり、病院や介護施設で目標言語調査を行ったりする発想が見られないといった状況は、受け入れ開始後も続いていく（布尾2011a、布尾2012a）。

　その後、丸谷氏は、来日前に日本語を学習できるようにするため、フィリピン国内での日本語教育を充実させる提案をするが、それに対する外務副大臣の答弁は以下のとおりである。

○岩屋毅・外務副大臣　先ほど先生、ポーランドで日本語を教えておられたというお話がございましたが、①やはり語学というのは、その国に行って初めてその国の言葉の感性というものがしっかり把握、理解できるのではないかなと思っております。

　初めてのことでございますので、しっかり日本語能力を獲得していただかないと、まず試験に通らない。その後、国民の皆さんの生命、健康にかかわる大事な仕事をしていただくわけですから、今回は、その能力をしっかり担保しなければいけないという観点から、財団法人海外技術者研修協会、AOTSというところで研修をするように、それがいいということを判断したわけでございます。

　②このAOTSというのは、東京、神奈川、大阪、愛知に研修センターを持っておりまして、平成16年度の研修実績は6,621人、平成17年度は7,056人、そういう実績を持ったところでございますので、ここでしっかり研修していただくのが適当ではないかというふうに考えているわけでございます。

　下線部①で、日本で研修を行うほうが効果が高い、という認識を述べている[4]。そのうえで、AOTSを選んだことを説明する。選定理由については、複数の研修施設を持っていることと、過去の研修実績人数のみを挙げている（下線部②）[5]。AOTSは、実際には、技術研修生に対する日本語教育のノウハウはあるが、その時点で看護・介護の日本語教育の経験はなかった。AOTSであれば「しっかり」研修ができる、という根拠は不明である。この答弁からは、「看護・介護の専門日本語教育」が必要であるという発想が希薄であることがわかる[6]。

　以上は、議員が「不安」を訴え、新たな提案をしてみるものの、答弁する省庁側が既定路線を主張し、「実績」をセンター数や研修人数などの数値で示し、「しっかり」研修がなされることを請け合うという図式である。協定発効前であり、まだ実際に候補者が来日していないこの段階では、検証のしようがないこともあり、この種の、言わば、「大丈夫ですか─しっかりやりま

す」型のやりとりは、典型的である。

上記のやりとりの後、丸谷議員は以下のように要望する。

○**丸谷委員** いや、幾ら充実した施設とはいえ、<u>6カ月の日本語研修の中で、日本の国家試験、漢字を読んで、片仮名も入って、平仮名も入って、</u>これはなかなか簡単な話ではないだろうというふうに私は思いますので、国家試験を通って働いていただくのであれば、この日本語研修というもの自体はもっと深く考えていただかなければいけないというふうに、あえて再度御要望を申し上げたいと思います。

丸谷氏の「要望」は漢字、片仮名、平仮名、など文字の話に終始している。上述の「日本語という壁」が漠然としたイメージにすぎないのと同様、日本語学習の困難さの一部にしか言及していない点で、内実に乏しい。時間の制約などもあると考えられるが、これでは議論は深まりようがない。日本語研修に関する質問はこれで終了し、「もっと深く考えていただかなければいけない」と要望を出したのみで終わっている。このように、議員が質問の最後に要望を述べ、そのまま言いっ放しで質問を終えるケースは多い。省庁からの答弁を引き出しておらず、議員の側が問題意識を持っていることを示すパフォーマンスにすぎないと言ってよいだろう。

事例2　問題意識を表明しつつ、結局は追認

次に、同じく衆議院外務委員会で2006年11月10日に採決が行われた際の、民主党の長島昭久議員による「討論」を引用する。

○**長島(昭)委員** 民主党の長島昭久です。
私は、ただいま議題となりました経済上の連携の強化に関する日本国とメキシコ合衆国との間の協定第5条3及び5の規定に基づく市場アクセスの条件の改善に関する日本国とメキシコ合衆国との間の議定書の締結並びに経済上の連携に関する日本国とフィリピン共和国との間の協

定の締結について賛成する立場から、特に日本とフィリピン共和国との経済連携協定に論点を絞って討論をさせていただきます。

　今般の経済連携協定の国会承認を受け、我が国は、来年度から2年間、看護師400人、介護福祉士600人の候補者を受け入れることになります。候補者は6カ月間日本語などを学んだ後、フィリピンの資格を有する看護師、介護福祉士の候補者は研修、就労に移り、フィリピンの4年生大学を卒業した候補者が介護福祉士になる場合は養成施設で研修を行うことになっております。そして、日本の国家資格取得までの在留期間は、看護師が上限3年、介護福祉士が上限4年で、取得後は引き続き看護師、介護福祉士として滞在、就労できるようになります。

　民主党は、経済連携協定、EPAの締結により、貿易及び投資の自由化及び円滑化が推進され、同時に幅広い分野において両国経済が活性化し、アジアの平和に寄与することを期待するものでありますが、医療分野にあっては、今回の受け入れにより、日本における看護師や介護福祉士の労働条件が悪化することがないか、あるいは今後の条件改善の阻害要因とならないか危惧しております。

　①幾つかの懸念材料を申し上げます。例えば、候補者を受け入れた病院や施設は、報酬面などで日本人と同等の待遇を保障しつつ、日本語などの学習環境も十分に用意する必要がありますが、そのチェック体制については、所管の厚生労働省から必ずしも前向きの答弁は得られませんでした。

　また、本件スキームは二国間条約という公の枠組みによるものなので、受け入れ施設についても明らかにされるべきだと考えます。

　日本における看護師や介護福祉士不足の1つの大きな要因として、労働環境の低さに起因する離職が挙げられております。いわゆる潜在看護師は全国に55万人いると言われております。フィリピンの候補者が日本の免許を取得するに当たって、労働者保護が徹底していないと、安価な労働力に転じ、結果的に日本人を含めた全体の労働環境が影響を受け、看護師や介護福祉士不足に拍車がかかるのではないかという心配は

払拭されておりません。

　②言葉の問題も指摘されております。杞憂であってほしいと願いますが、6カ月の研修期間で、薬の説明書を正しく理解する、電話で救急車を呼ぶ、病状を正確に伝えるといったことができるのかどうか。何より看護や介護を受ける人とコミュニケーションができるかといった懸念も消えません。

　さらに、受け入れ人数は2年で見直すとのことでありますが、見直しに当たっては、体制や評価項目を明らかにし、2年間に日本とフィリピン双方の労働環境が悪化していないかどうか、そしてフィリピンの候補者が同じ医療現場で働く仲間としてひとしく受け入れられているかどうかをきちんと検証し、その結果によっては、受け入れ停止あるいは縮小する必要があります。特に、その際は国会にてきちんと審議されることを強く希望いたします。

　本協定に対して民主党は賛成いたしますが、21世紀の雇用環境を見据え、③懸念材料をあえてここで指摘し、今後もその運用について注視してまいりますとともに、その実態の検証をただしていくことを改めて表明し、私の賛成討論といたします。（拍手）

　衆議院外務委員会の採決の段階で、「チェック体制」に問題があることを指摘し（下線部①）、さらに「杞憂であってほしいと願いますが」という発言が出ている（下線部②）。その後に、結果的には「懸念材料をあえてここで指摘し」、そのうえで、今後もその運用を「注視」し、「実態の検証をただしていく」ことを表明したうえで（下線部③）、結局は法案に賛成するのである。これについても、事例1で述べたのと同様、議員の側が、自分は問題について気づいている、問題意識を持っているということを主張するためのパフォーマンスと言えるだろう。

　この直後に採決が行われ、日本フィリピンEPAの協定案は、賛成多数で衆議院外務委員会を通過する。候補者の受け入れが、いかに見切り発車であったかを示している。また、このことは、国会が、すでに外交交渉や関連

省庁で決まったことについて議員が質問し、追認する場となっていることの証でもある。

　この4日後、2006年11月14日には、衆議院本会議で波乱なく承認され、舞台は参議院に移る。

事例3　ちぐはぐな答弁、深まらぬ議論

　フィリピンEPA承認前の議論をもう1つ見ていく。2006年11月29日、参議院本会議で麻生太郎外務大臣が趣旨説明をした際の民主党・新緑風会の白眞勲議員の質疑である。

　○**白眞勲議員**　今回の協定では看護師と介護福祉士合わせて1,000名を受け入れるわけですが、この方々は入国後に6か月間の日本語研修を実施するとのことです。しかしながら、全く日本語のできない方が来日され、つまり、あいうえおから日本で勉強していただいたとしても、果たして半年の研修でどこまで日本語能力が身に付くのか疑問です。もちろん個人差もあるでしょうが、①仮に私ならば、全く知らない言語を半年で必死に勉強した後、その国の言葉で書かれている薬の説明書を読んで100％理解しろと言われても嫌です。いわんや、日本語は平仮名、片仮名、漢字が入り交じっている言語で、本当に6カ月程度で薬の説明書が読めるようになるのか甚だ疑問であります。

　また、②会話であっても、例えで言うと、韓国語で心臓はシムジャン、腎臓はシンジャンと言います。このシムジャンとシンジャン、恐らく大抵の日本人には区別が難しいでしょうが、これと同じようなこと、つまり、日本語にもフィリピンの方には分かりにくい言葉が会話で生じる懸念があるわけです。人の生命に直結する問題であるわけで、医療事故防止の観点から事は重大であります。受け入れる病院側も不安ですし、患者はなおさらです。

　そのような不安を少しでも防止させる意味からも、③せめて入国の際、日本語検定二級程度の日本語能力を持つ方を条件に来ていただき、

こちらで半年の看護、介護や専門用語の研修をするような制度に改めるべきだと思いますが、厚生労働大臣、いかがでしょうか。

　白議員は、候補者の日本語能力を説明書の読解（下線部①）と会話（下線部②）に分けて論じている。他の審議で多くの議員が「漢字が読めない」「言葉の壁」などと日本語学習・使用の困難さを単純化して論じている中、専門日本語の重要性について認識している点は特記してよい。
　ただ、それらは個人の感覚や、韓国語の例からの類推にとどまっている。そして、最後の段階では、「日本語検定二級程度[7]」と、何の前提もなく、候補者に求めるレベルの提案がなされている。また、「専門用語」と、問題を語彙に特化して述べている。
　こうした、①個人の体験や感覚で言語や言語教育を語る、②実際のデータに基づかない議論、③日本語能力試験の級だけで候補者の能力を語る、④専門日本語の難しさを「専門用語」（あるいは漢字）の難しさに矮小化する、という点は他の国会での議論にも当てはまる。白議員の質問に対する柳沢伯夫・厚生労働大臣の答弁は以下のとおりである。

　○柳沢厚労大臣　フィリピンから入国する看護師・介護福祉士候補者の日本語研修に関するお尋ねがありました。
　　看護師候補者については3年、介護福祉士候補者については4年を上限として在留期間が与えられ、その間に日本語により行われる国家試験等を経て国家資格を取得することとされております。すなわち、日本語につきましては、入国後の6か月間の研修だけで終了するのではなく、引き続き行われる病院や施設での就労、研修等の中でも習得していくことが想定されているわけであります。

　白議員が、就労開始直後の業務の日本語のことを問題にしているのに対し、柳沢大臣は、国家試験を問題にしている。答弁がちぐはぐで、答えになっていない。

候補者に必要な日本語能力については、大きく以下の3つに分けられる（2章で示したものを再掲）。

①生活の日本語（話しことばが中心。住所や名前を書いたり、看板や書類など日常的に接する日本語を読むことも含む。）
②業務の日本語（話しことばが中心。看護・介護記録など、業務上の文書を読み書きすることや、国家試験の学習のために専門学校などの講義を聞くことも含む。）
③国家試験の日本語（国家試験問題の読解。）

白議員は②を不安視しているのに対し、柳沢大臣は③について述べているのである。日本語研修の際に学習する日本語と、その後就労中に学習する日本語の性質が不分明なままやりとりがなされ、議論が深まっていない例である。

このように、議論が深まらないまま、日本では、2006年12月にフィリピンEPAが国会承認された。しかし、フィリピン側では上院で承認が得られず、条約の発効は先送りとなった。その一方で、フィリピンと同じく、看護師・介護福祉士候補者の受け入れを含む日本とインドネシアのEPA交渉が進み、フィリピンを追い越す形で2008年7月に発効、2008年8月には、インドネシア人候補者の一期生が来日することになった。

2.2　日本インドネシアEPA承認前

この節では、日本とインドネシアのEPAの承認の際のやりとりについて見ていく。2008年4月から5月にかけての議論である。この時点では、フィリピンからの受け入れを想定して日本側でもある程度準備が進んでいただけに、総学習時間数などが具体的になるが、その他、日本語教育や日本語学習をめぐる議論の深まりは特になかった[8]。衆議院・参議院とも、実質的な審議は1回のみである。

事例1　専門日本語の重要性認識せず

　以下、日本インドネシアEPAが衆議院の外務委員会で質疑、採決のうえ承認された日の外務省大臣官房審議官の答弁を見ていく。

　2008年4月16日衆議院外務委員会
　○田辺靖雄・政府参考人
　　そこで、この協定におきまして、それらの方々が入国後6カ月間日本語等の研修を受けるということを規定しております。この日本語につきましては、現在カリキュラムをつくっておるところでございますけれども、それにおきまして、①6カ月で675時間の日本語の研修を実施するということを想定しております。一般的に、やや高度の文法、漢字等を習得して、一般的な事柄について会話や読み書きができるようになるために日本語を600時間程度学習する必要があるというふうに、これは財団法人の日本国際教育支援協会で言っておるところでございますけれども、こういうことにかんがみますと、現在想定しておりますカリキュラム上の日本語の学習時間というのは適切なものであろうかというふうに考えております。
　　また、②6カ月の日本語等の研修を行いました後も、実際に病院あるいは介護施設等で受け入れていただくわけですけれども、そこにおきましても継続的に日本語を習得していくということが期待をされておるところでございます。最終的には、そうした方々が日本の国家試験を合格できるようになるということを期待しているところでございます。

　下線部①は、候補者に対する6ヶ月の日本語研修の時間数が675時間に決まった経緯について述べている。ここで「日本国際教育支援協会」(JEES)の名が出てくる。しかしJEESは、日本語能力試験を実施したり、日本語教育能力検定試験を行ったりしているものの、看護・介護の日本語教育を専門とする団体ではない (http://www.jees.or.jp/)。下線部①の内容も、一般的な日本語の習得についての説明であり、当時の日本語能力試験の2級の「認

定の目安」をほぼなぞったものである (山本 2014)[9]。ここでも、「専門日本語」の重要性に関する認識がなされているとは言えない。

その他、全データを通じて、この例以外には日本語教育専門機関の知見が踏まえられた発言はなかった。また、参考人として日本語教育や言語の専門家が国会の場に呼ばれることもなかった[10]。

下線部②は、候補者らが病院・介護施設で就労を始めた後の看護・介護の専門日本語についてである。「期待」するのみで、具体性がない。2.1 でも述べた「業務の日本語」と「国家試験の日本語」については、インドネシア人候補者の来日までは、日本語教育関係者にもほとんどノウハウのなかった専門日本語である。病院や介護施設にそれを「期待」するのは無理がある。

実際、政府は、就労のための日本語の研修や国家試験対策を受入病院・施設に「丸投げ」したとの批判を受けることになった（2009 年 11 月 29 日付朝日新聞社説ほか）。

事例 2　フィリピン EPA の議論から進展なし

次に、日本フィリピン EPA の審議でも登場した公明党の丸谷議員の質問と、田辺靖男・外務省大臣官房審議官の答弁のやりとりを紹介する。

2008 年 4 月 16 日　衆議院外務委員会
○丸谷委員　（前略）では、続きまして、日・インドネシア EPA についてお伺いをいたします。
　このインドネシアの EPA は、フィリピンに続いて人の移動が対象となっている EPA でございます。日・フィリピンの EPA の際にも、私は人の移動について大きな懸念を示してまいりました。インドネシアも介護福祉士また看護師を受け入れる見込みになっておりますけれども、<u>やはり、依然、日本に入国をしていただいてから 6 カ月の日本語研修を受けて、そして、国家試験を日本語で受けて合格した方が働けるという制度は変わっていないんですね。国家試験に受かるぐらいの日本語の能力の習得が、日本に来てからの 6 カ月と実地研修でできるものです</u>

かという意見を以前フィリピンのときに言わせていただいたわけでございますが、インドネシアに関しても状況は同じでございます。

　今回、この日・インドネシア EPA を結ぶ際に、特に人の移動について、日本語教育の重要性というのをどのように認識して交渉して、そしてこれに反映したのか、この点についてお伺いいたします。

○田辺靖雄・政府参考人　お答え申し上げます。

　委員御指摘のとおり、インドネシアから看護師、介護福祉士の候補者の方々を受け入れる、その場合におきまして、日本に来られてから 6 カ月間、日本語を中心に研修を受けていただくということになっております。このことにつきましても、EPA の協定の条文において盛り込まれているところでございます。それで、この 6 カ月間の日本語を中心とする研修の間に、大体今、カリキュラム上、675 時間日本語の研修を実施する、そういう内容になっております。このようなことによりまして日本語の習得が相当程度進むであろうというふうに考えておるところでございます。

　また、その後、受け入れ先の病院ですとか介護施設等におきましても、さらに継続的に日本語の習得というものがなされるということが期待されておるところでございます。

　このような形で、最終的にはそれらの方々が日本の国家試験を合格できるように、そういうふうになっていくということを期待しているところでございます。

　日本語研修が「675 時間」行われるという具体的な数字が追加された点を除いては、ほぼ、1 年半前のフィリピンについての議論の際のやりとりと同様の内容である。この後、丸谷氏が、来日前にフィリピンで日本語教育を実施してあげてほしいとの趣旨の主張をしていたことについて、「この点は、以降、何ら改正はされていないようでございますので、この点については本当に心配するところでございます」と述べている。丸谷委員は 1 年半前にも「不安」を表明していたが、それがここでも繰り返されていることにな

る。

　さらにその後、フィリピン上院で協定の承認が滞っていることについての丸谷委員の質問に対し、田辺政府参考人が、「看護師の方々が日本に入ってこられてからどういう状況で研修がなされるか、そういった研修のときの条件とか状況につきましていろいろ細かな議論があったというふうに聞いておるところでございます」と答えているが、こちらも具体性がない。

事例3　「きちんと」「きちっと」「ちゃんと」対応
　以下に示すのは、その直後の民主党の野田佳彦委員の質問と、それに対する岡崎淳一・厚生労働省職業安定局高齢・障害者雇用対策部長の答弁である。

　　2008年4月16日衆議院外務委員会
　　○野田(佳)委員　あと、今回のEPAの特徴的なものとして、先ほど丸谷さんも取り上げられていましたけれども、看護師と介護福祉士の受け入れということです。フィリピンの方は上院での承認が手間取っているようなので、どうやらインドネシアの方が先に入ってくるのではないかなというふうに思いますけれども、確かにいろいろとよく検討しなければならない、さっきの日本語の問題なんかも確かにそうだと思うんです。インドネシアからサウジアラビアとか中東には随分もう人材派遣をされているようで、特に今回、日本でこうやって門戸が開かれることに大変期待感を持っているので、優秀な人たちをどんどん送ろうという意欲を示されているようなんです。逆に言うと、そういう期待感を持って向こうが、門戸を開いたことに歓迎の意を持って対応しようというときに、余りがっかりさせちゃだめですよね。
　　少なくとも、看護師は全国で今4万人足りないと言われている。そして介護士の方は、コムスンの問題なんかもありましたけれども、いろいろな影響があると思うんですが、2014年には40万人から50万人足りなくなるのではないかという大変深刻な人手不足が予想をされていま

す。その中でそろりと、今回は看護、介護合わせて1,000人、2年間で入るということですが、基本的には温かく迎えて、しかも、受け入れ側がしかるべき医療機関あるいは介護施設をうまくあっせんして、成功事例にしていかないといけないというふうに思うんですね。①特にこれはイスラム教の国ですから、こういう宗教に対する配慮も必要だと思うんです。

　そういうケアも含めて、どうしても送り出し機関と受け入れ機関、これがこの問題の肝になるのではないかと思うんですが、政府はどのようにお考えなのか、お尋ねをしたいと思います。

○岡崎政府参考人　おっしゃいますように、今回看護師あるいは介護福祉士の候補者で入ってこられる方々が、きちんと日本の医療機関でありますとか福祉施設におきましてちゃんとした研修が受けられ、そしてその後、ちゃんと国家資格を取って、適切な条件で働いていただく、これが非常に重要だろうというふうに考えております。そういう意味で、おっしゃいましたように、それぞれの調整機関、送り出しあるいは受け入れの調整機関が非常に重要というふうに考えています。

　インドネシアにつきましては、政府機関でありますインドネシア海外労働者派遣・保護庁というところがきちっとやるということになっておりますし、日本の方は、これから協定の発効に伴いまして通報することにしておりますが、厚生労働省所管の社団法人国際厚生事業団を予定しております。ここで相手国との調整あるいは国内での受け入れ機関に対しましての指導等がきちっと行われていきますように、厚生労働省としてもきちっとした対応をしていきたい、こういうふうに考えております。

○野田(佳)委員　資料を見ますと、今おっしゃった日本の受け入れ機関、社団法人国際厚生事業団、括弧書きで予定と入っていましたが、では、これは間違いなくここがやっていくということですね。ということは、さっき申し上げたように、やはりしっかりとやっていただかないと、まさに両国の関係にひびが入らないように、ぜひお願いをしたいと

いうふうに思います。

　あとは、当然のことながら日本人と同じ賃金水準でやらないと、逆に看護とか介護の人件費全体を下げてしまう可能性があるし、そこからまた離職者がふえるような、日本の労働環境にいろいろな影響が出てしまうと思うんです。その点について、関連の労働市場にどのような影響があるのか、どういう留意をしていくのか、お尋ねをしたいと思います。

○岡崎政府参考人　先ほども委員がおっしゃいましたように、看護師あるいは介護福祉士は、日本国内でも労働力の確保が非常に問題であるというふうに認識しております。

　そういう中で、やはり労働環境そのものがよくなっていかないと、外国人に頼るということではなくて、基本的には日本人がそういう職に喜んでつくようにということが大事だというふうに思っています。

　そういう意味を含めまして、今回入ってこられる方々が、日本人と同等の報酬で、きちんとした待遇で働けるようにということはきちんとやっていかなきゃいかぬ、こういうふうに考えておりますので、それがきちんとなりますように、私どもとしてもきちんとした指導を行っていきたい、こういうふうに考えております。

　野田氏の問いに対して、岡崎政府参考人が「きちんと」「きちっと」、「ちゃんと」を連発している。日本フィリピンEPAの議論で示した「大丈夫ですか―しっかりやります」型のやりとりと同様であり、実質的な情報は含まれていない。枠組みとしてすでに決まっていることを述べているのみである。野田氏の質問の中心であったイスラム教への対応（下線部①）についても、異文化に属する人の受け入れという点で重要な事柄であるにもかかわらず、まったく言及していない[11]。

2.3　小括　議員の「パフォーマンス」の場としての国会

　以上、日本とフィリピン・インドネシアとの間のEPA承認前の議論について述べてきた。「日本語の壁」という漠然としたイメージや個人的な体験

や感覚で日本語教育に関する議論がなされていることがわかった。これは、根拠のあるデータに基づいていない、ということでもある。また、日本語能力試験のみに依拠して候補者の能力を語ったり、専門日本語の重要性の認識が薄い、といった問題点が明らかになった。全体として、フィリピンEPAの承認からインドネシアEPA承認までに約1年半の期間があったにもかかわらず、日本語教育の面で議論の深まりがなかったことも指摘しておくべきであろう。

その他、国会という場で交わされるやりとり（制度的談話）の特徴という観点では、「大丈夫ですかーしっかりやります」型の議論に象徴されるように、国会が、「政府側がすでに決まったことを説明し、追認してもらうための場」となっていることを示した。質問に立つ議員にとっては、自身が問題を認識していることを強調し、積極的に「要望」していることを示すパフォーマンスの場となっていることも指摘した。この点からも、国会では、必ずしもより良い制度の構築のための議論が行われているわけではないことがわかる。

3　候補者受け入れ開始後の議論の分析

ここでは、候補者を実際に受け入れて、各種の問題が浮上してきた時期の議論を取り上げる。日本語学習関係では、病院や介護施設の職場でのコミュニケーションの問題、病院や施設が候補者に対して研修を行うことの難しさや、国家試験合格率の低迷などが主である。この時期は、病院や施設における候補者の就労や日本語学習を所管する厚生労働省に対する質疑が重要になってくる。厚生労働省は、看護師・介護福祉士国家試験も所管している。

3.1　事例1　数字とカネの議論の場

以下は、衆議院厚生労働委員会における公明党の古屋範子議員の質問と、それに対する長妻昭・厚生労働大臣の答弁である。

2010年3月26日衆議院厚生労働委員会
○古屋範子委員　次に、インドネシア、フィリピンからの介護福祉士候補者の問題についてお伺いをしてまいりたいと思います。この両国とのEPAによりまして、インドネシアまたフィリピンから看護師、介護福祉士の候補が来日をいたしまして、1年以上が経過をいたしました。

　①両国とも、当初の2年間で看護師候補者400人、介護福祉士候補者は600人、日本に派遣できることとなっております。しかし、これまで来日したのは約880人にとどまるということで、実際には非常に低調であります。さらに、2010年度は、両国から受け入れる日本の施設と求人数が、インドネシアは今年度の3分の1に、フィリピンも半分以下になっていることがわかりました。

　その理由といたしましては、候補者が働く病院や施設は、日本人と同等以上の賃金を支払う義務がある反面、介護福祉士候補者を配置基準上の人員に、これが配置をしてもその人員に算定できないということになっております。また、日本語研修費など、1人当たり数十万円の負担が生じてしまう。さらに、技術指導の責務を負うなど、実質的に受け入れ施設側の負担が余りにも大きいということが指摘をされております。また、これは先日、3月24日に発表された調査でありますけれども、②候補者のコミュニケーション能力ということで出てまいりました御意見、一方でコミュニケーション不足により問題事例が発生したと回答した割合が約3割から5割ございましたということで、非常に現場も苦労しながら受け入れているという実態でございます。

　こうした現状については、大臣はどう思われるのか。日本語教育また試験対策など施設への丸投げ、こうしたことを抜本的に改めていかなくてはならないと思います。国の責任で日本語教育に取り組むべきと考えますが、大臣、この点いかがでしょうか。

○長妻昭・厚生労働大臣　今おっしゃられたように、最大のポイントは日本語教育ということだと思います。

　一昨日、24日に現状把握ということでまず発表させていただいた調

査は、今引用していただいたように、インドネシア人の介護福祉士候補者の受け入れ実態調査でありますけれども、現場にお話をお伺いしますと、引き継ぎや申し送りについて、③簡単な言葉でゆっくり話をしてもなかなか支障があるという回答が施設長や研修責任者から2割から4割あった、次に、コミュニケーション不足により問題事例が発生したという回答が3割から5割あったということで、やはりこれを突き詰めていくと日本語の問題となります。

　そこで、1つは、④厚生労働省としてやはり日本語教育をきちっとサポートしようということで、21年度予算は8,000万でしたが、22年度予算は大幅にふやして8.7億円ということの予算を、日本語教育ということでつけさせていただいたところであります。

　あるいは、22年度から新たに2つの事業を始めようということで、⑤介護福祉士候補者の日本語習得を支援するために、受け入れ施設が独自に外国人の候補者を日本語学校へ通学させた場合に費用の一部を助成しよう、あるいは、介護福祉士候補者を集めた集合研修を実施して、日本語習得の評価や国家試験を見据えた学習方法を提示する、こういうふうな事業を始めております。

　いずれにしても、やはり日本語をきちっと一定のレベルまで習得していただくというのが大前提となりますので、これについて我々も支援を申し上げていこうと考えております。

　下線部①では、来日人数や受け入れ希望施設、応募者の数が「低調」であることを、数字を基に示している。下線部②、③は、「候補者の就労・研修の実態や日本語でのコミュニケーション能力、サービスの質への影響等について」[12]のアンケートの結果について「3割から5割」といった、大ざっぱな数字で述べている。その結果に基づき、予算を「大幅にふや」す（下線部④）ことにしたという。「コミュニケーション不足」という漠然とした現状分析を基に、日本語教育への「サポート」を予算の規模で説明している。「きちっとサポート」＝「予算を大幅に増やす」なのである。下線部⑤の費用助

成についても、④と同様、予算にまつわる話である。
　このように、「数字」「予算」の重要性を示す例は多い。他の会議では、委員の側が日本語研修への取り組みに関して、「どう考えても厚労省は腰が定まっていない、こう言われて、調べたんですよ。確かに腰が全く定まっていないわけです。予算は一銭も出していない。経済産業省と外務省しか出していない。(中略)金も出さないような行政は絶対身が入らないんですよ」(2009年3月11日、衆議院厚生労働委員会での赤羽一嘉議員の発言)と厚労省批判を展開している。「数字」「予算」が中心に語られるのは、国会の議論の特徴だと言えよう。やむを得ないこととはいえ、日本語教育の内実が置き去りにされ、数字だけの議論に終始している感は拭えない。

3.2　事例2　数値化される候補者

　ここで、もう1つ、「数字」に関する事例を紹介する。次の抜粋は、インドネシア人候補者が来日して2回目の看護師国家試験の結果を受けて、自由民主党の中村博彦議員が行った質問と、山井和則・厚生労働大臣政務官の答弁である。

> 2010年4月12日参議院決算委員会
> ○中村博彦君　(前略)そして僕が一番是非大臣にお願いをいたしたいことは、会計検査院にも是非お願いをいたしたいのは、そういうように大きな負担を掛けながら、日本側の研修というのは統一的、計画的にできていないんです。だから、平成20年度のこのインドネシア候補生に対する研修はAOTSが行いましたけれども、149人に6億600万円、1人当たり407万円も使っておるんです。それから、外務省の下、国際交流基金は56人に1億3,100万円、1人当たり234万円の研修費を充当しておるんですね。
> 　しかし、これは初年度からやはり人数も少なかったということで、経済産業省、外務省、これは仕方がないと思うんだけれども、今一番問題になっておるのは、これは外務大臣から岡田大臣にもいろいろお話が

あったと思いますけれども、今年からはインドネシアで日本語研修を受ける。ヒューマンリソシア株式会社に委託されておるんですよね。何と13億3,000万円が委託されて、1人368万円なんです。これは本当に点検をしてもらいたい。

　そして、日本語教育のノウハウを持っておるインドネシア教育大学の校舎と宿舎を借り上げて、インドネシア側は是非この研修制度はインドネシアでさせていただけぬかと再三お願いしておるにもかかわらず、インドネシア教育大学は校舎と宿舎だけを借り上げると。だから、インドネシア国内には日本語教育の有形、無形の形は何にも残らない。

　再三、大臣にも外務大臣や大使からお願いしておりませんか、どうですか、岡田大臣。

○**国務大臣(岡田克也君)**　私は直接は承知しておりません。

○**中村博彦君**　していません。おかしいな。

　是非、政府が各省庁にまたがって、6つの機関でこの研修事業を受託しておるわけでございます。この6つの機関について、やはり山井政務官は統一的にやれと、そしてテキストも1つでしたらどうだってやっていますよね、山井さん、どうですか。

○**大臣政務官(山井和則君)**　中村委員にお答えを申し上げます。

　私たちも日本語研修は非常に重要であるということを考えておりまして、実態調査においても十分な日本語研修が来日前そして来日後になかなかできていないという実態があります。ということで、①今年度予算では約9億円に予算を大幅に増加をさせまして日本語研修の充実に力を入れております。

　そして、先ほどのことにちょっと付け加えますと、まず私自身、元々高齢者福祉の研究者でありまして、フィリピン人とも一緒に外国の老人ホームで実習をしたこともありますし、インドネシア人の知り合いもおりまして、フィリピン人、インドネシア人の方々のお年寄りを大切にする心に関しては敬意を表するところでありますが、今回のEPAはあくまでも国際交流が目的でありまして、人手不足対策ではこれはありませ

んので、まずは人手不足なんであれば、日本に働いている介護職員の賃金引上げが急務だということで私たちはマニフェストにも書いております。

　それで、私も高齢者の認知症のお年寄りのケアに携わったことございますが、今特別養護老人ホームでも7割から8割が認知症の高齢者でありまして、昔住んでいた家の話をしたり、戦時中の話をしたり、御飯を食べたのに食べていないと言ったり、そういう意味で非常に高度なケアが必要であります。そういう意味では、このような認知症のケアに関しては十分なコミュニケーションの能力が必要とされるというふうに厚生労働省としては考えております。

〇中村博彦委員　守旧的な方が厚生労働省の担当政務官になられたということは本当に残念でございます。

　今皆さんの手元に手渡しをさせていただいております。これが国家試験の問題でございますけれども、このテキストに出てくる難しい漢字、言葉、どうでしょうか。本当に、蠕動運動だとか咳嗽だとか、これは改めてきてはいただいておるようでございますからいいんですけれども、②そして今年の合格率は、介護福祉士は50％でございます。看護師が89.5％の合格率であったにもかかわらず、先ほど岡田大臣申されましたけれども、今回、昨年は日本人の90％の合格率でありながら、インドネシア、フィリピンの方はゼロ、今年は3人、フィリピンが1人、インドネシア2名、合格率は1.2％でございました、看護師候補生。これもう是非考えてもらいたい。発想の転換をしてもらいたいということを申し上げておきたいと思います。

中村議員が、多額の研修費用がかかっていることを数字を挙げて示し、2010年度の時点で6団体が日本語研修に関わっており、使用テキストも統一されていないことを指摘している[13]にもかかわらず、山井政務官は予算の増加という無関係な答弁をしている。

　下線部①では、山井・厚生労働大臣政務官が予算の増加について強調して

いる。「9億円」がどの程度の教育の充実を意味するかは不明で、純粋に数字の問題である。

次に、下線部②で中村議員は、国家試験合格率の低迷を指摘している。合格者数や合格率などの数字で受け入れの成果が測定される、という点は、政策としてはやむを得ない面はあろう。ただ、来日して間もない候補者が受験した結果をもって、「合格者ゼロ」と強調することは、誤解を招く。また、2年目の1.2％についても、来日間もない候補者も含めての合計の数値であるため、同様の問題を抱えている。少なくとも、来日年度ごとに分けて論じるべきであろう。本来は、看護師候補者の場合は、日本語や国家試験受験準備の学習を経て、最後の受験機会である3回目の受験で合格するかどうかを問題にすべきである。試験の難しさを強調して、何らかの譲歩（候補者に対する支援）を引き出したい質問者側の戦略であると考えられるが、数字は冷静に扱う必要がある。他の質問者も同様に、「ゼロ％」や「1.2％」を前面に出している[14]。

初年度の合格者がいなかったことに関し、民主党の下田敦子議員が「不合格の要因は何でございましょうか、お伺いいたします」という質問をしたところ、答弁に立った舛添要一・厚生労働大臣は、「それは理由は簡単で、2月13日から就労の研修を開始して、その9日後の22日に試験があったんで、まあ受けてみようといって受けて、そう簡単に通る試験じゃありません」と応じている（2009年5月26日、参議院予算委員会）。こちらがごく自然な解釈と言ってよいだろう。

以上のように、候補者の日本語教育の予算、助成金、国家試験合格人数、合格率の数値の増減を中心に語る例は他にも散見される。また、前節までの事例で示した日本語能力試験の級（旧2級）や日本語学習期間（6ヶ月）や学習時間数（675時間）も、重要な数値として、しばしば言及される。その他、各国からの受け入れ人数の増減、1人あたりの研修費用なども議論の対象となる。このように候補者は、さまざまな側面から数値化して語られる存在となっている。そして、それらの数値が1人歩きし、単純に比較され、数値の増減だけが議論されることが多い。

4 外国人排斥につながる談話

　日本語教育以外の発言ではあるが、移民受け入れに対する根本的な姿勢を示していると思われる点について、事例を挙げる。以下は、参議院内閣委員会における自由民主党の秋本司委員による質問である。

> 2005年4月7日参議院内閣委員会
> ○**秋元司君**　今おっしゃっていただいたこと、私非常にこれは大事な話だと思っているんですね。やっぱりこれは難しい、本当に議論、最終的には国民の判断によると思うんですけれども。
> 　<u>やっぱり日本は単一民族なんですね。だから、これは生物学的に言うと単一民族というのはある程度限界があるんではないかなという、そんな気もしますし、</u>やっぱりアジア全体ということを見回しますと、やはりこの日本、いろんな形で、まあそんなに移民を認めるというのは私はこれいささか抵抗、私もありますけれども、やはりある意味、日本に点でどんどん優秀な人を持ってきてもらって、日本を見てもらうことによって日本を理解するということにつながっていき、それがある意味いろんな形で技能輸出という形にもつながっていくと思いますから。
> 　それと同時に、今言った単純労働をどこまで認めるかという非常に大きな疑問、問題があると思いますけれども、ある局地的部分、産業によっては一部認めていくという方向を持つのも1つは私は1つの判断かと思いますから、総合的な見解で、私もこれは自分なりに、自分自身の中でまだ論点整理ができていませんから私自身ももっと考えていきたいと思いますけれども、法務省としてもしっかり考えていただきたいなと思う次第であります。

　候補者の受け入れに限らない移民全般の文脈での話ではあるが、「単一民族」という発言とともに、移民に積極的になれない、としている。アイヌ民族や琉球の人々や、大陸から渡来した人々などの存在を考えても、日本が単

一民族社会でないことは、明らかである。政治の場では、中曽根康弘元首相が日本を「単一民族の国」だと発言して批判を浴びたこともある。また、「生物学」を持ち出して「民族」を論じることは、根拠を欠く（ましこ 2008）。

ここでは、「単一民族」や「生物学」が、特に差別的な文脈で用いられているわけではないが、このような現状認識を背景に移民受け入れに関する議論が行われ、EPA に基づく看護師・介護福祉士候補者についての議論もそこに立脚していることは特筆しておくべきである。ともすれば外国人排斥につながりかねない発言である。

また、直接的に候補者の受け入れに関する文脈ではないが、外国人による犯罪、という話題が複数あったことも指摘しておきたい。「25 万人にも上る不法滞在者が外国人犯罪の温床になっているとの指摘がございます。」[15] など、主に「不法滞在者」や「単純労働者」が犯罪と結びつけられている。

もう一例、2006 年 12 月 5 日の参議院外交員会における事例を挙げておく。民主党・新緑風会の榛葉賀津也議員が「いわゆるブラジル人の犯罪人引渡条約と代理処罰の問題」についての質問で、警察について「現場は大変なんですよ。うちの片田舎の警察の留置場へ行ったって、中国人やブラジル人、外国人ばっかりです。ばっかりと言ったら語弊がありますけど、非常に多い。犯罪もこの外国人犯罪が急増している。この対応で現場の警察はぱんぱんなんですよ。（後略）」と述べたのに対する麻生太郎外務大臣の答弁である。

○国務大臣（麻生太郎君）　これは、榛葉先生、①<u>このところ少し減りぎみにはなっているんですが、外国人の犯罪比率というのは激増したんですよ、一時期</u>。早い話が、新宿歌舞伎町のお巡りは 21 か国語をしゃべれないと交番のお巡りは務まらないという、1 回新聞に出たことがたしかありました。現実問題としてはすごいことになっていますんで、そこのところでパクる、パクるなんて言っちゃいかぬね、逮捕すると入れる場所がないんですよ、入れる場所が。だから、結論、刑が軽いのはみん

な放すわけです。それが更に悪くなる。だから、もう悪いのをどんどんどんどん持っていっちゃうということができる、収容するところが一杯で、結論、何というの、罪が重たいのがまた捕まるものですから、簡単には刑務所の回転率が悪いわけです。意味分かるでしょう。

②日本人だったら7年ぐらいだったものが、外国人が入ってきたら9年とか10年になる、凶悪犯罪が増えたものですから。刑務所の回転率が悪いものですから、1人部屋がなくなって、4人部屋が5人になり、6人部屋が8人になったりなんかしてどんどんどんどん刑務所が一杯。ついに、総務大臣のときでしたが、これ3年前、刑務所を大々的に増設するということをやって少し緩和したんですけれども、今全くおっしゃるとおりは現場なんですよ。

　麻生大臣は、「外国人の犯罪比率」が「このところ少し減り気味にはなっている」にもかかわらず、過去に「激増した」ことをことさらに取り上げ、いずれも根拠となる数値を示さずに述べている（下線部①）。また、下線部②で示されている「刑務所の回転率」や1部屋あたりの収容者数などについても、「ぐらい」「とか」「たりなんかして」などの表現と共起していることから、根拠のある数字とは受け取り難い。刑務所については、外務大臣の所管外の事柄であるため、大臣としての発言というよりは個人的な発言である可能性はあるが、現職の大臣がこのような答弁を国会の場で行うこと自体が問題視されてよい。また、この話題自体は候補者の受け入れに関わるものではないとはいえ、EPAについての審議がなされている国会が、このような発言が許容される場であることには注目すべきであろう。

　Reisigl and Wodak (2001) など、批判的談話分析（CDA）の研究でしばしば指摘されることであるが、外国人移民を犯罪と結びつけて表象し、差別を助長する問題は、欧米社会でもしばしば見られる。

5　国会において不在となっていた議論

　また、国会で議論がなされていない点についても触れておきたい。看護師・介護福祉士候補者の日本語学習や日本語教育について論じる場合は、同じく①日本語を入門段階からある程度の期間をかけて学習することになっている、②日本で就労することが前提となっている、という点で、中国帰国者に対する日本語教育、難民に対する日本語教育の議論が参考になるはずである。これらも、国の施策として1980年前後から日本語教育が実施されてきた先行事例だからである。

　しかし、分析した資料の範囲では、その点に関する言及は皆無であった。この点は山本（2014）でも指摘されているが、ノウハウの継承という意味で、過去の事例を参考にすることの重要性は改めて強調しておきたい。

6　本章のまとめ

　以上、候補者の受け入れに関する日本の国会の議論を見てきた。全体を通じて言えるのは、「初めて行うことなのでやってみなければわからない」という姿勢であり、批判すべき点も多い。とりわけ日本語教育・日本語学習については、専門的な知見やデータに基づいた建設的な議論が行われているとは言いがたい。看護や介護の専門日本語教育が必要であることへの認識が薄いうえ、表面的な数値や、予算の規模を中心に政策が語られる事例が目立つ。候補者受け入れの目標の1つである国家試験については、候補者の合格率の数値のみが一人歩きし、発言者に都合がよいように恣意的に使われていた。

　また、「大丈夫ですか―しっかりやります」型、あるいは要望を出したのみで質問を終えるといったやりとりが多く、国会がすでに決定されたことを追認する場、議員のパフォーマンスの場となっており、候補者受け入れについての効果的な議論につながっていないことが指摘できる。EPAに基づく看護師・介護福祉士候補者の受け入れは、外交交渉に関わる問題であるため、

表に出せないことが多い、あるいはすでに合意済みで動かせない状況にあるという事情はあるにしても、もう少し緻密な議論をすることは可能だろう。

さらに、「日本は単一民族」という虚構を国会の場で主張すること、外国人を「犯罪」と結びつけて語ることは不適切であることも強調しておきたい。

また、「議論の不在」という観点では、過去の外国人受け入れや日本語教育の事例を参照することがない点も指摘した。この点には、次章でも再度触れることになる。

そして、日本語教育に関する質問に対し、候補者受け入れを所管する省庁である外務省や厚労省、経済産業省の大臣や官僚がそれぞれに答弁している状況も、日本語教育政策の迷走の一因が、省庁の縦割りにあることを物語っている。3章でも省庁の縦割りの問題には触れたが、それが国会での議論にそのまま映し出されていると言ってよい。田尻(2010)が「日本語教育政策は多くの官庁で扱われていて、しかも縦割り行政の弊害でそれぞれの政策の一貫性がなく、問題が生じてきたときに対症療法的に施策を作ってきた」(p.83)と述べているとおりである。まずは外国人に対する日本語教育の議論の一元化を図るべきであろう。あわせて、政策についての専門的な議論を行うためのシンクタンクとして「国立日本語教育研究所」(日本語教育政策マスタープラン研究会2010)を創設することなども一案である[16]。

本章で論じてきた候補者受け入れに関する国会の議論や、日本政府の試行錯誤を、せめて反面教師として、今後の外国人受け入れにあたっての言語教育政策立案に活かしていく必要がある。

注
1 本章は、布尾(2014)「看護師・介護福祉士候補者受け入れをめぐる国会での議論の分析―日本語教育政策の観点から―」を基に加筆・修正を行ったものである。
2 同書は、EPAの議論が始まる以前の1980年代からの看護師・介護従事者の受け入れに関する国会での議論を整理したうえで、候補者への日本語教育が同化につながるものとして警鐘を鳴らす。一方で、厚生労働省による看護師・介護福祉士

国家試験の日本語の見直しを、「日本語がより拓かれていく可能性」(pp. 302–303) として前向きに捉えている。また、制度についての国会論議において中国からの引き揚げ者やインドシナ難民への日本語教育という先行事例がまったく参照されていない点を批判するなど、本書の著者の問題意識と重なる指摘が多い。

3 ベトナムについては、EPA 締結時点で看護師・介護福祉士候補者の受け入れが正式に決まっていなかったこともあり、国会会議録にはほとんど現れてこないため、特に他と区分して論じることはしない。

4 実際には、3章で見たとおり、インドネシア二期生、インドネシア三期生は、6ヶ月間の研修のうちの一部をインドネシアで行っている。

5 センター数や人数など、数値のみで議論がなされている。この点については後述。

6 もっとも、2006 年の時点で、看護・介護の日本語教育を一定以上の規模で行うノウハウがある機関は存在しなかったため、AOTS を選定したこと自体を問題視するわけではない。ここでは、議論の中で各分野の特性に応じた「専門日本語」が必要だという観点が欠如していることを指摘しておく。

7 「日本語能力試験二級程度」のことだと思われる。「日本語検定」は「日本語能力試験」とは異なる試験であり日本語非母語話者を主たる対象に作られたものではない。国会での議論でも同様の事例は多い(2006 年 11 月 1 日衆議院外務委員会、笠井亮議員の発言など)が、6章で詳述するように、新聞報道においても混同が多い。

8 インドネシアとフィリピンの看護・介護の制度の違いに関する質問が出た程度である。インドネシア人候補者はイスラム教徒が多いと想定されることから、イスラム教徒を受け入れるにあたっての準備に関する質疑があった(後述)。

9 半年間の日本語研修が終わった時点で 2 級(現在の N2)レベルに到達することが想定されていたことがわかる。実際には、1 年間の日本語研修が確保されて以降、研修修了時のインドネシア人候補者の約 9 割が、「N3 レベルの日本語水準に達し」たとされる(国際厚生事業団 2014: 6)。つまり、当初の想定が高すぎたことになる。

10 言語教育の問題以外では、外国人労働問題の専門家として、関西学院大学の井口泰教授ら 3 名が参考人として呼ばれている(2008 年 2 月 27 日「少子高齢化・共生社会に関する調査会」)。日本語教育・言語教育専門家の不在の問題点については、5章の厚生労働省有識者検討会の議事録分析の際に詳述する。

11 イスラム教およびイスラム教徒の受け入れについては、6章の新聞報道の分析で詳述する。

12 厚生労働省ウェブサイト「インドネシア人介護福祉士候補者受入実態調査の結果について」(http://www.mhlw.go.jp/stf/houdou/2r985200000054my.html、2014 年 11 月 3 日閲覧)

13 協定上の 6 ヶ月研修については、インドネシア EPA は外務省、フィリピン EPA は経済産業省が担当し、毎年研修機関を公募している。使用教材についても、研修機関の提案に委ねられている。
14 2009 年 4 月 21 日、衆議院決算行政監視委員会第三分科会での赤羽一嘉議員の発言など。
15 2004 年 10 月 28 日、参議院法務委員会、自民党の山東昭子議員の質問。
16 日本語教育政策マスタープラン研究会 (2010) は、既存の国立国語研究所について、予算規模の制約があるうえ、政策研究と政策立案の機能が「本来業務」ではなく、他の業務に「附帯する業務」という位置づけにすぎず、不十分だとして、新組織を創設することを提案している。

5章　厚生労働省有識者検討会における議論[1]

1　本章の概要

　4章では、立法機関である国会での議論を見てきた。では、実際に候補者の受け入れ枠組みの細部を決定したり、実務を担う所管省庁レベルではどのようなやりとりが見られるだろうか。

　本章では、候補者の受け入れや、病院や介護施設での就労や、就労中の日本語教育、国家試験などを所管する厚生労働省を取り上げる。

　無論、国会での議論においても厚生労働省は、大臣・副大臣や局長等が、質問に対して答弁することで、その立場を明らかにしているが、4章で見たとおり、政策の決定過程の議論の細部に踏み込んだ答弁がなされることは少ない。

　かといって、厚生労働省内部で具体的にどのような議論を経て政策が行われたのかを示す資料も多くない。

　そこで、本章では、厚生労働省が主催した有識者検討会を取り上げる。詳細な記録や報告書が公開されているためである。2010年から2012年までに厚生労働省が主催した、看護師・介護福祉士国家試験の見直しに関する3つの有識者検討会を対象とし、配付資料、議事録、報告書などの公表資料を分析することで、言語教育政策の立案・実施という観点から見た問題点を指摘し、いくつかの改善案を示す。

2 有識者検討会について

2.1 分析対象としての有識者検討会

　有識者検討会とは、省庁が大学教員等の専門家を招き、政策課題について議論してもらうものである。検討会によって異なるが、数回から数十回の議論を行い、報告書をまとめる。その報告書は政策実施の際の参考とされる。

　本章で取り上げる3つの検討会（後述）では、候補者に対する日本語教育や、候補者らが日本語で受験する国家試験のあり方などが議論の中心となった。したがってこれらの検討会は、外国人に対する言語教育政策の観点からの研究対象として捉えることができる。

　公開の検討会では、原則として詳細な議事録が公開されるという利点がある。言いよどみや誤りなどは修正されているため、詳細な談話分析・会話分析には向かないが、議論の展開や事実関係を知るには十分に詳細なデータである。

　また、検討会で省庁側が最新の資料を提出・公開することも魅力である。委員の求めに応じて、新たな視点でまとめられたデータが省庁側から提供されることもあり、とりわけEPAに基づく看護師・介護福祉士候補者の受け入れのように、現在進行中の政策に関しては、最新の資料が提供される機会の1つとなる。本章で取り上げる検討会においては、日本での就労・受験をやめて帰国した候補者の人数などの最新情報が発表された[2]。また、候補者の学歴別に見た国家試験合格者数などのデータも明らかにされた。

　加えて、委員とのやりとりの中で、事務局を務める省庁側の発言も明らかになることから、省庁側の、言わば「生の声」を聞くことができる点も有益である。公式の発表には表れてこないような施策の実施意図や背景が明らかになることも多い。

2.2 EPA看護師・介護福祉士候補者の国家試験受験に関する検討会

　看護師・介護福祉士国家試験について、候補者への対応を主たる目的として厚生労働省（以下、「厚労省」）が開催した有識者検討会は現時点で表1の3

表1　候補者への対応を目的とした国家試験に関する有識者検討会[3]

検討会	厚生労働省 (事務局)	開催期間
1「看護師国家試験における用語に関する有識者検討チーム」	医政局看護課	2010年6月 ～8月(全6回)
2「看護師国家試験における母国語[4]・英語での試験とコミュニケーション能力試験の併用の適否に関する検討会」	医政局看護課	2011年12月 ～2012年3月 (全4回)
3「経済連携協定(EPA)介護福祉士候補者に配慮した国家試験のあり方に関する検討会」	社会・援護局 福祉基盤課	2012年3月 ～6月(全5回)

種類である。

　一連の検討会の発端は、2010年6月に「成長戦略工程表」が閣議決定され、「看護師・介護福祉士試験の在り方の見直し(コミュニケーション能力試験、母国語・英語での試験実施等の検討を含む。)」の決定が成されたことによるものである。以下、3つの検討会について順次解説する。なお、それぞれの検討会の議事録および資料については、検討会1は厚生労働省(2010)、検討会2は厚生労働省(2012a)、検討会3は厚生労働省(2012b)をそれぞれ参照した。

検討会1「看護師国家試験における用語に関する有識者検討チーム」

　国家試験に含まれる難解な用語を見直すための検討会である。検討結果は、看護師国家試験の問題作成に反映される。「看護師国家試験における用語の検討過程において、率直な意見交換及び意思決定の中立性が損なわれるおそれや、国家試験事業の適正な遂行に支障を及ぼすおそれがあるため非公開とする」(第6回開催案内[5])として、議事録は概要のみの報告であり、詳細な議論の経過は追えない。全6回の検討会を経て公開された「看護師国家試験における用語に関する有識者検討チームとりまとめ」[6]が示す対応策は、表2のとおりである。

表2　用語の置き換え等の対応策一覧

平易な日本語に置き換えても医療・看護現場及び看護教育現場に混乱を来さないと考えられる用語等への対応	対応策①	難解な用語の平易な用語への置き換え
	対応策②	難解な漢字への対応(ふりがな)
	対応策③	曖昧な表現の明確な表現への置き換え
	対応策④	固い表現の柔らかい表現への置き換え
	対応策⑤	複合語の分解
	対応策⑥	主語・述語・目的語の明示
	対応策⑦	句読点の付け方等の工夫
	対応策⑧	否定表現はできる限り肯定表現に転換
	対応策⑨	意味が分かりやすくなるよう文構造を変換
	対応策⑩	家族関係の明示
医学・看護専門用語への対応	対応策⑪	疾病名への英語の併記
	対応策⑫	国際的に認定されている略語等の英語の併記
	対応策⑬	外国人名への原語の併記
	対応策⑭	専門用語の置き換え等は文脈によって判断する

「とりまとめ」は、実際の国家試験の過去問題を挙げ、置き換えの例を記している(図1は一例)。

これらは、2011年2月の第100回看護師国家試験より適用されることとなった。介護福祉士国家試験においても、上記の「とりまとめ」を参考にし、同年の試験から類似の対応が取られることになった[7]。

以下、「とりまとめ」から、特徴的な部分を2カ所引用する(下線は布尾による)。

2. 経済連携協定による外国人看護師候補者の日本語習得等の状況と課題
○看護師国家試験問題に解答するためには、看護師として現場で働く際に求められる日本語の読み書き能力より高度な日本語の読解能力が必要とされている。
○一方、医療現場では患者・家族及び医療関係者とのコミュニケーショ

5章　厚生労働省有識者検討会における議論　85

〈状況設定問題〉
第98回午前　問 112～114
次の文を読み【112】～【114】の問いに答えよ。
4歳の男児。3、4日前から活気がなく、眼瞼と下腿の浮腫に母親が気付き来院した。血液検査の結果、総蛋白 3.7g/dl、アルブミン 2.1g/dl、総コレステロール 365mg/dl、尿蛋白 3.5g/日で、ネフローゼ症候群と診断され入院した。入院時、体重 18.0kg。尿量 300ml/日、尿窒素 12mg/dl。

【見直し後】	【適用した対策】
次の文を読み【112】～【114】の問いに答えよ。 Aちゃん（4歳、男児）は、3、4日前から活気がなかった。母親がAちゃんの眼瞼と下腿に浮腫があることに気付き、来院した。Aちゃんの血液検査の結果は、総蛋白 3.7g/dl、アルブミン 2.1g/dl、総コレステロール 365mg/dl、尿蛋白 3.5g/日で、ネフローゼ症候群 　　　　　　　nephrotic syndrome と診断され、入院した。 入院時のAちゃんの状況は、体重 18.0kg、尿量 300ml/日、尿窒素 12mg/dl であった。	【Aちゃん～は、】⑥、⑦ 【なかった。】⑦ 【母親が】⑨ 【Aちゃんの】⑥ 【眼瞼と～があることに】③ 【、】⑦ 【Aちゃんの血液検査の結果は】③、⑥ 【nephrotic syndrome 】⑪ 【、】⑦ 【入院時のAちゃんの状況は】③ 【、】⑦ 【であった。】⑥

図1　看護師国家試験過去問題の用語の置き換え例

ンを適切に行うことや、医学・看護専門用語を正確に理解し、薬剤等を確実に照合することが不可欠である。医療安全の観点からも、相応の日本語の読み書き能力が必要である。看護師国家試験においてはこのような能力を有しているか否かについても問うことができるよう問題を作成する必要がある。（「とりまとめ　概要」）

・また、看護師国家試験で使われる医学・看護専門用語に英語を併記することは、グローバル化が進む現在、我が国の看護にも意義があると考えられる。
・医学・看護専門用語のうち、医療・看護現場において診療録では疾病名が英語で記載されることも多い。チームで医療を行う上で看護師も英語で記載された診療録の疾病名を理解することは重要であり、看護師国家試験の試験問題において疾病名に英語を併記することは適当で

ある。(「とりまとめ」)

　これらの抜粋からは、検討チームが「看護師国家試験問題に解答するためには、看護師として現場で働く際に求められる日本語の読み書き能力より高度な日本語の読解能力が必要とされている」と、必要以上に難解な、国家試験のための日本語を追認していることがわかる。

　また、検討にあたって、「グローバル化が進む現在、我が国の看護にも意義があると考えられる」点に限って対応していることも指摘できる。日本語非母語話者への配慮、は副産物としての扱いである。「我が国(＝国民)にも利益がある」との論法に拒否反応を示す人はいないであろう。国家試験に英語が併記されても、もともと日本語で学習している日本語母語話者の受験者にとって役に立つとは思えないが、建前であるとしても、すべての人に有益、という主張は「ユニバーサルデザイン」[8]に通じる発想でもあり、有効である。

検討会2「看護師国家試験における母国語・英語での試験とコミュニケーション能力試験の併用の適否に関する検討会」

　上述の2010年6月18日に閣議決定された「成長戦略工程表」に加え、2011年6月20日に開かれた副大臣級の会議、「人の移動に関する検討グループ」において、看護師・介護福祉士候補者に対するコミュニケーション能力試験や母国語・英語での試験の実施などの検討が求められたことを受け、開催されたものである。この検討会は一般の傍聴も認められ、検討会で配付された資料に加え、詳細な議事録が公表されている。

　EPAに基づき来日した看護師候補者を対象に看護師国家試験で母国語・英語での受験を認めることの是非と、その場合に、日本語のコミュニケーション能力を確認するためのコミュニケーション能力試験を併用するかどうかが検討された。

　検討会は初回会合から波乱含みであった。冒頭から、検討会の名称のわかりにくさについて、委員の1人から疑問の声が上がった。「この会は併用の

適否を検討するんですか？　そうではないでしょう」(渡辺俊介委員)。委員から制度自体への批判の声が上がったり、そもそも「コミュニケーション」が何を指すのかについての基本的なやりとりが続くなど、議論が深まることはなかった。

　第3回検討会で厚労省事務局側より報告書案が出され、第4回の検討会後の2012年3月16日に最終的な報告がなされた[9]。報告書では、看護の専門知識・技能を問う母国語・英語の試験と、日本語のコミュニケーション能力試験との併用で対応できるという意見も紹介されたものの、多数意見は「日本語による国家試験の実施が必須」であるとして、コミュニケーション能力試験との併用に関しては否定的な内容となった。また、「母国語・英語での試験実施以外の改善方策について」も文書に盛り込まれた。「既に行われているふりがな付記や英語での併記の実施範囲について更なる検討の余地がある」としたほか、試験時間の延長についても賛否両論が記された。

　この報告書を受けて、2012年3月、小宮山洋子厚生労働大臣（当時）は、日本語による国家試験の実施継続を受け容れたうえで、候補者の試験時間の延長、漢字すべてにふりがなをつけることを指示し、介護福祉士国家試験についても、次の検討会3で同様の配慮を検討するよう求めた。

検討会3「経済連携協定（EPA）介護福祉士候補者に配慮した国家試験のあり方に関する検討会」

　この会議は、検討会2と名称こそ著しく異なるものの、同じ経緯で開催された会議である。いわば、看護師を対象としていた検討会2の介護福祉士版であるが、こちらは「配慮」を前面に出している点が異なる。また、検討会の開始直前に、検討会2の報告を受けた小宮山厚労大臣から「時間延長、総ルビ」の検討指示が出たのを受け、母国語・英語による専門技術試験とコミュニケーション試験との併用の適否のほか、試験時間の延長、試験問題中の漢字にふりがなを振るか否かが議論された。その結果、日本語で試験を行うことについては譲らなかったものの、以下のように、比較的候補者に好意的な報告がなされた[10]。主な項目を記す。

- 問題文の日本語をわかりやすくする。
- 日本語専門家が試験作成過程に関わる。
- 最大限の配慮をし、候補者の試験時間を1.5倍に延長する。
- 候補者が、すべての漢字にふりがなを振った問題用紙を選択できるようにする。
- コミュニケーション能力試験との併用は行わず、国家試験は日本語で行う。
- 学習支援の充実。

3 検討会の問題点

　ここでは、検討会そのものの実施のあり方、運営のあり方に関わる問題点について述べる。とりわけ、検討会の参加者の人選（委員、参考人）の問題点と、一般からの意見募集（パブリックコメント）のプロセスの問題を取り上げる。

3.1 検討会参加者の人選の問題
日本語（教育）関係者の不在

　検討会で多角的に議論するための前提として、委員や参考人の人選が重要である。まず、それぞれの検討会に日本語研究者や日本語教育関係者がどの程度関わっていたかを挙げておく。

　検討会1（「看護師国家試験における用語に関する有識者検討チーム」）の委員[11]は表3のとおりである。

　委員9人のうち2人は日本語の専門家であった。田中牧郎氏（人間文化研究機構国立国語研究所）および西口光一氏（大阪大学国際教育交流センター）が加わっている。田中氏は『病院の言葉を分かりやすく―工夫の提案―』（国立国語研究所「病院の言葉」委員会編（2009））などの著書があり、医療用語に詳しい研究者である。西口氏は、特に看護の日本語教育に関する専門家というわけではない。

次に、検討会2(「看護師国家試験における母国語・英語での試験とコミュニケーション能力試験の併用の適否に関する検討会」)の委員を確認する。一覧を表4に示す。

表3　検討会1の委員

名前	所属・役職
栗本澄子	愛知県立総合看護専門学校教務課長
澤充	日本大学医学部付属板橋病院院長
高岸壽美	和歌山赤十字看護専門学校副学校長
竹下夏美	京都橘大学看護学部准教授
田中牧郎	人間文化研究機構国立国語研究所言語資源研究系准教授
中山洋子(座長)	福島県立医科大学看護学部教授
西口光一	大阪大学国際教育交流センター教授
平野裕子	九州大学大学院医学研究院保健学部門准教授
林正健二	山梨県立大学看護学部教授

表4　検討会2の委員

名前	所属・役職
尾形裕也	九州大学大学院医学研究院医療経営・管理学講座教授
小川忍	日本看護協会常任理事
奥島美夏	天理大学国際学部地域文化学科准教授
加納繁照	日本医療法人協会副会長
木村福成	慶應義塾大学経済学部教授
熊谷雅美	済生会横浜市東部病院副院長・看護部長
讃井暢子	日本経済団体連合会常務理事
戸塚規子	京都橘大学看護学部教授
中山洋子(座長)	福島県立医科大学看護学部教授
花井圭子	日本労働組合総連合会総合政策局長
藤川謙二	日本医師会常任理事
山崎學	日本精神科病院協会会長
林正健二	山梨県立大学看護学部教授
渡辺俊介	国際医療福祉大学大学院教授

検討会2では、「コミュニケーション能力試験」を冠した検討会であるにもかかわらず、委員14人のうち、言語・言語教育の専門家が1人も含まれていない。14人の内訳は、大学の医学・看護学教員、経済団体理事などであった。また、参考人として呼ばれた人物の中にも、日本語教師は含まれていなかった[12]。

最後に、検討会3(「経済連携協定(EPA)介護福祉士候補者に配慮した国家試験のあり方に関する検討会」)の委員を、表5に示す。

表5 検討会3の委員

名前	所属・役職
朝倉京子	東北大学大学院医学系研究科教授
川村よし子	東京国際大教授
北村聖	東京大学医学教育国際協力研究センター教授
久保田トミ子	新見公立短期大学教授
潮谷義子(座長)	日本社会事業大学理事長
根本嘉昭	桃山学院大学教授・介護福祉士国家試験　試験委員長
橋本由紀江	一般社団法人国際交流&日本語支援Y代表理事

検討会3は、委員7人のうち日本語教育関係者が2人含まれていた。川村よし子氏(東京国際大学)と橋本由紀江氏(一般社団法人国際交流&日本語支援Y)である。両者ともEPA介護福祉士候補者向けの日本語の教材を作成するなど、この問題に深く関わっている専門家である。

以上、3つの検討会を見てきたが、候補者の国家試験受験を議論するうえで、バランスがとれた人選がなされていると言えるのは検討会3だけであろう。最も極端なのは、検討会2に言語・言語教育の専門家がまったく含まれていないことである。このことは、すでに述べたように、この検討会のテーマの1つである「コミュニケーション能力」をめぐって、議論が迷走する一因となったと思われる。

フィリピン関係者の不在

　EPA に基づく看護師・介護福祉士候補者の受け入れ枠組みでは、検討会 2 と検討会 3 の開催時の 2011 〜 2012 年の時点でインドネシアとフィリピンから候補者を受け入れているが、両検討会の参加者は、インドネシア関係者に偏っている。検討会 2 は、委員にインドネシア研究者が 1 人含まれている（奥島美夏氏）ほか、インドネシア人候補者の支援団体であるガルーダ・サポーターズの星さとる氏、財団法人日本インドネシア協会の西田達雄氏が参考人として意見を述べていた（表 6 を参照）。フィリピンを専門とする団体・人物による情報提供はなかった[13]。

　検討会 3 でも事態は同様である。ガルーダ・サポーターズの星氏と日本インドネシア協会の西田氏のほか、国家試験に合格したインドネシア人介護福祉士 2 人が参考人として報告している。この時点では、介護福祉士国家試験を実際に受験したことがあるのが、ほぼ 2008 年度来日のインドネシア人に限られていた[14] ことを考えると、インドネシア人候補者を参考人として呼ぶこと自体は不自然ではないが、検討会全体で見ても、フィリピン側の立

表 6　検討会に呼ばれた参考人一覧

検討会	検討会 2	検討会 3
参考人 （所属のみ）	・財団法人日本インドネシア協会 ・ガルーダ・サポーターズ	・日本語教育学会「看護と介護の日本語教育」ワーキンググループ ・財団法人日本インドネシア協会 ・ガルーダ・サポーターズ ・社団法人日本介護福祉士会 ・国際厚生事業団（JICWELS） ・全国老人福井市施設協議会 ・全国老人保健施設協議会 ・全国社会福祉協議会・全国社会福祉施設経営者協議会 ・日本介護福祉士養成施設協会 ・社会福祉法人不二健育会　特別養護老人ホーム　ケアポート板橋＋インドネシア人合格者 ・社会福祉法人緑成会　特別養護補老人ホーム　緑の郷＋インドネシア人合格者

場から意見を述べる役割の人物がいないことは問題点として指摘できる。

当事者からの意見聴取のあり方

次に、国家試験の当事者である候補者に対する意見聴取のあり方の問題点について述べる。

①候補者から意見聴取せず

検討会2では候補者からの直接の意見聴取をしていない。この点について、山崎學委員が「そういうユーザーの声を全然聞かないで、ほかの検討会でもよくありますが国民目線からとか言いますが何か欠席裁判みたいになってしまっている気がします」(検討会2、第3回議事録)と述べるなど、委員から批判の声があった。厚労省からの回答は以下のとおりである。

> 受験生から直接お聞きするという御意見もあろうかと思うのですけれども、ちょうどこの週末に国家試験の受験を控えているところであります。私どもはいろいろな施設にアンケートや何かを実は今までもお願いしたことがあるのですが、年を明けてからのところというのは、非常にナーバスになっておられまして、研修担当者であればともかく、御本人からこの時期というのは非常にお聞きしづらい。それから、試験後も発表を控えている非常に不安定な時期の中で、その時期というのは、直接御本人に非常に聞きづらいということも考えております。この検討会は、どうしても年度末までに報告を取りまとめということもありましたので、そこは控えさせていただきました。(検討会2、第3回議事録)

国家試験(2月)の前後は意見聴取が難しいとの説明であるが、それはすなわち、そもそも候補者自身の声を聞く発想はなかったことを示している[15]。

その後、厚労省は、委員の求めに応じて、検討会最終回の会合の段階で、過去に候補者に対して行った調査を基に「看護師国家試験に関する外国人看護師候補者の意見」と題する資料を提出している。候補者からの「国家試験

は、英語でお願いします」「時間を長くして欲しい」などの要望が記載されているが、報告書案が固まりつつある段階での資料の提出は遅きに失している。

②日本語研修免除者からの聴取

　一方、検討会3では、介護業界団体が候補者らに聞き取り調査を行った結果が発表されたほか、介護福祉士国家試験についてインドネシア人の試験合格者の2人（メイダ・ハンダジャニ氏、ティアス・パルピ氏）を参考人とした意見聴取が行われた。検討会2と比べて、直接的間接的に候補者（合格者）の声を聞く機会が設けられた点では前進と言える。

　ここで指摘すべきは、合格者2人の属性である。検討会では明らかにされなかったが、実は、彼女らは来日当初の日本語研修を免除された優秀な候補者であった[16]。果たして、2人ともが、「ふりがなや時間延長、母国語での試験などの配慮は不要」、という趣旨の意見表明をした。

　本来は、日本語力の制約のために合格できない候補者に対する「配慮」を考える検討会であるだけに、手加減なしの国家試験に合格した「合格者」であり、さらに「日本語研修免除者」でもある彼女らを選ぶのは、妥当性を欠いた人選だと言える。また、検討会において、そのことについての説明がなされなかった点も指摘しておきたい。

　ただ、このことから直ちに、厚労省側の何らかの意図に基づいた人選であったとは断じられない。先に述べたとおり、この検討会3では、結果的にはふりがなや時間延長などの配慮をすることが適当だとの報告がまとめられていることからわかるとおり、意見聴取に応じた彼女らの意見がそのまま報告書に反映されたわけではないからである。

　とはいえ、当事者である候補者からの意見聴取のあり方については、再考が必要だろう。また、少なくとも、その参考人を選ぶに至った背景の説明がなされるべきである。

3.2 意見募集のプロセスの問題

　検討会2および検討会3では、厚労省ウェブサイトを通じて、意見募集（パブリックコメント）が行われた[17]。これは、一般から広く意見を募集するという、本来は重要なプロセスであるが、設問の不適切さのほか、専門家の回答を重視し、非専門家の回答を軽視する、周知が徹底していないため回答数が少ない、などの問題が見られた。

検討会2の意見募集（設問の不適切さ、非専門家の軽視）

　検討会2の意見募集は「（前略）母国語・英語での試験とコミュニケーション能力試験の併用の適否について、あなたはどのようにお考えですか」という質問と、その回答理由を問うものであった。図2と図3は、実際の質問用紙からの抜粋である。

　一見して、極めてわかりにくい設問群である。まず、脚注が多い。脚注の二番目では、「読む」「書く」「聞く」「話す」といった四技能を挙げる一方で、それを測る試験として「現行の『日本語能力試験』」を例示している。日本語能力試験は、選択式の試験であり、「書く」「話す」能力を直接測定で

質問2　経済連携協定（EPA）に基づく外国人看護師候補者の看護師国家試験合格者数が少数に留まっていますが、その合格者数を向上させる観点から、看護師国家試験における母国語・英語での試験とコミュニケーション能力試験の併用の適否について、あなたはどのようにお考えですか。該当する番号一つを○で囲んでください。

1. 外国人看護師候補者にとっての母国語(当該国の公用語としての英語を含む)による看護専門科目試験※と、日本語によるコミュニケーション能力試験※※を併用した国家試験を実施すべき	2. 国際的な共通語としての英語による看護専門科目試験※と、日本語によるコミュニケーション能力試験※※を併用した国家試験を実施すべき	3. 現行どおり日本語のみによる国家試験とすべき

※母国語あるいは英語による看護専門科目試験とは、例えば、現行の日本語による看護師国家試験問題（全問）を翻訳したものを想定。
※※日本語によるコミュニケーション能力試験とは、一般には「読む」「書く」「聞く」「話す」といった「他者とコミュニケーションを上手に図ることができる能力」を測るものであるが、ここでは例えば、現行の「日本語能力試験」（日本語を母語としない人の日本語能力を測定し認定する試験）等を想定。

図2　検討会2の意見募集の質問用紙

質問3-①　前の質問2で「1．外国人看護師候補者にとっての母国語（当該国の公用語としての英語を含む）による看護専門科目試験と、日本語によるコミュニケーション能力試験を併用した国家試験を実施すべき」と答えた方にうかがいます。そのようにお考えの理由は何ですか。該当する番号を○で囲んでください。（複数選択可）

> 1. 看護に関する最低限必要な知識と技能を外国語による看護専門科目試験で問うこととしても、一定の日本語コミュニケーション能力があれば、医療現場で就労する上で足りると思うから
> 2. 二国間の経済連携強化の観点から、看護師国家試験の外国人合格者を増やすべきと思うから
> 3. 看護職員の人材確保のために、看護師国家試験の外国人合格者を増やすべきと思うから
> 4. その他（　　　　　　　　　　　　　　　　　　　　　　　　　　　　　　　）

質問3-②　前の質問2で「2．国際的な共通語としての英語による看護専門科目試験と、日本語によるコミュニケーション能力試験を併用した国家試験を実施すべき」と答えた方にうかがいます。そのようにお考えの理由は何ですか。該当する番号を○で囲んでください。（複数選択可）

> 1. 医療看護の国際化という観点から、外国人の看護師にも門戸は開くべきであり、一定の日本語コミュニケーション能力があれば、国際的な共通語として英語による看護専門科目試験で最低限必要な知識と技能を問うことが適切であると思うから
> 2. 外国人看護師候補者にとっての母国語（例えば、インドネシア人にとってのインドネシア語、フィリピン人にとってのフィリピン語）による看護専門科目試験を実施することは、実施可能性の観点等から難しく、国際的な共通語として多くの国で用いられている英語による看護専門科目試験であれば実施できると思うから
> 3. 看護職員の人材確保のために、看護師国家試験の外国人合格者を増やすべきと思うから
> 4. その他（　　　　　　　　　　　　　　　　　　　　　　　　　　　　　　　）

質問3-③　前の質問2で「3．現行どおり日本語のみによる国家試験とすべき」と答えた方にうかがいます。そのようにお考えの理由は何ですか。該当する番号を○で囲んでください。（複数選択可）

> 1. 看護師は、チーム医療※の一員であり、医療関係者や患者・家族との適切なコミュニケーションが不可欠であるため、日本語による国家試験に合格することが必要であると思うから
> 2. 日本国民の身体・生命に関わる医療・看護現場で用いられる用語を正しく理解し、看護記録など診療に関する記録の記載内容や正確な医療情報を共有できて初めて医療安全が担保されるため、日本語による国家試験に合格することが必要であると思うから
> 3. 病気とともに患者が生きていくことを支援するための過程においては、日本の生活・文化を理解することが不可欠であるため、日本語による国家試験に合格することが必要であると思うから
> 4. その他（　　　　　　　　　　　　　　　　　　　　　　　　　　　　　　　）

※「チーム医療」とは、医療の質や安全性の向上及び高度化・複雑化等に伴う業務の増大に対応するため、多様な医療スタッフが、各々の高い専門性を前提に、目的と情報を共有し、業務を分担しつつ互いに連携・補完し合い、患者の状況に的確に対応した医療を提供すること

図3　検討会2の意見募集の質問用紙（続き）

きる試験ではないため、例としては明らかに不適切である。
　また、選択肢で理由を問うているが、その選択肢の設定基準にも疑問が残る。例えば、質問3-③の選択肢1は、「日本語による国家試験に合格すること」＝「医療関係者や患者・家族との適切なコミュニケーションがとれる」という前提の選択肢となっている。しかし、日本語による国家試験は選択式の試験であり、日本語の「聞く」「話す」「書く」能力は測れない。そのことは検討会でも指摘されていることである。国家試験に合格することが、「患者や家族との適切なコミュニケーション」をどのように担保することになるのか不明である。また、選択肢3については「日本の生活・文化を理解することが不可欠であるため」という理由のために、なぜ「日本語による国家試験に合格することが必要である」のかが判然としない。日本語以外の言語では「日本の生活や文化」を理解できない、という根拠はない。
　この意見募集の結果、147人からの回答が寄せられた（うち、有効回答144人）[18]。図4を参照されたい。
　回答を医療専門家によるものとそれ以外（「患者・家族」「その他」）にわけて見てみると、専門家である「医療・看護サービス従事者」「医療機関の長」に絞った場合、56人中33人（59％）が「現行どおり日本語のみによる国

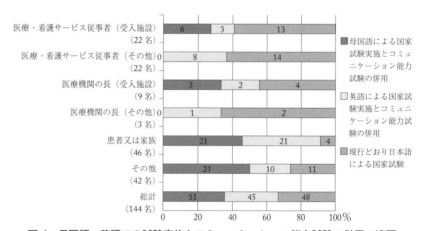

図4　母国語・英語での試験実施とコミュニケーション能力試験の併用の適否
（出典：厚生労働省 2012a）

家試験」を選んでいる。一方で、「患者又は家族」「その他」では、「母国語による看護専門科目試験と日本語によるコミュニケーション能力試験を併用した国家試験を実施すべき」を選んだ人が 42 人 (49%)、「英語による看護専門科目試験と日本語によるコミュニケーション能力試験を併用した国家試験を実施すべき」を選んだ人が 31 人 (36%) いた。専門家以外の回答を合計すると、86 人中 73 人 (85%) が「母国語」「英語」を選んだわけである。

全体で見ても、144 人中 96 人 (67%) と、全体の 3 分の 2 が、母国語や英語による試験とコミュニケーション能力試験を併用することを選んだことになる。それに対し、「現行どおり日本語のみによる国家試験とすべき」は 48 人 (33%) にとどまった。

上述の結果にもかかわらず、検討会報告書は、母国語や英語による国家試験の実施には否定的な内容となった。すなわち、少数の「専門家」の意見に沿ったものになっていると言える。この点については、報告書の「おわりに」において、以下のように記されている。

> 看護という業務は国民の生命・身体にも直接影響が及ぶものであり、医療の進展に伴って高度化・複雑化している。他方、その実際の業務内容ないしは免許が付与される条件については、これまで専ら専門家の検討に委ねられてきたため、一般国民から見て十分な理解が難しいところもあった。本検討会が実施した意見募集の結果にも、このようなそれぞれが保有している情報の量と質の差が影響しているのではないかと考えられる。
>
> EPA という二国間の連携強化のための共同事業に取り組んでいく中で、看護師候補者の受入れに際し浮かび上がった専門職として備えるべき質の確保についても広く理解が深まっていくことが期待される。(検討会 2、報告書)

1 段落目は、要約すると、「一般国民は無知なので、その意見は重視しなくてもよい」ということになる。「意見を重視しない」と明言はしていない

が、婉曲に同じことを述べている。換言すれば、相手を婉曲に否定することによって、専門家の意見を重視することを正当化していると言えよう。これでは、「高度」で「複雑」な内容についての意見募集の意義自体を否定してしまっていることになる[19]。

そして、2段落目についても、自然に「広く理解が深まっていく」ことを期待している。「深まる」という自動詞を使用することにより動作主体が見えなくなっているが、ここで想定される動作主体は国民である。つまりは国民が理解すべきだ、ということになる。自然に、あるいは国民の努力により理解が深まることを期待するのではなく、厚労省ないし日本政府全体の情報公開や説明努力をこそ求めるべきであろう。

検討会3の意見募集（周知不足）

検討会3における意見募集の設問は以下の4点についての自由記述であった。

①わかりやすい日本語への改善について
②試験時間の延長について
③母国語・英語での試験とコミュニケーションの能力試験の併用の適否について
④学習支援について

この意見募集では、当初設定した意見募集の締め切りまでに16件しか回答が集まらなかった。厚労省は、PR不足に加え「検討の報告案をお示ししていない状態での意見募集でございましたので件数が少なかったという状況ではございます」（第4回議事録）と述べ、締め切りを延長したが、最終的な意見数は25件にとどまった。そのうち7件は候補者からの回答であった（第5回議事録）。世間一般からの注目度の低さを示している。

厚労省ウェブサイトで、検討会の配付資料や議事録のページから意見募集のページへのリンクが張られていないなど、使い勝手にも問題があると思わ

れる。この点は検討会 2 も同様である。

4 言語教育政策に関連する問題点

前節では検討会そのものの問題を明らかにしたが、本節では、「EPA に基づく看護師・介護福祉士候補者の受け入れ」を 1 つの言語教育政策として捉えた場合に、政策立案のプロセスや政策そのものにどのような問題があるかを、この検討会で得られたデータを通して示す。

4.1 調査の不足

ある新しい政策を実施する際には、試行錯誤がつきものであることは否めないが、検討会を通じて、多くの点について、受け入れ前に行うべき事前調査や、受け入れ開始後の実態調査が十分に行われていなかった事実、あるいは、行われていても公開されていなかったことが明らかになった。該当する主なものを以下に列挙する。

諸外国の国家試験受験制度を「これから」調査

検討会 2 で、ヨーロッパで外国人看護師受け入れの際に母国語・英語での受験が認められているのかについて質問を受けた際に、厚労省は「すべて網羅的に調べたわけではありませんので、これから、各国の主だったところについて確認を取ろうかと思っておりますけれども、今までのところはそうした情報は聞いておりません」（検討会 2、第 1 回議事録）と回答し、次の第 2 回会合で資料を出している。これは、当初の受け入れ枠組みの決定の際に「網羅的に」調査すべき事柄のように思われる。また、この検討会開催の段階に至ってもなお調査中、ということも問題である。

国家試験問題の翻訳は可能か否か未検証

検討会 2 において、参考人として呼ばれた財団法人日本インドネシア協会の西田氏が看護専門用語のインドネシア語訳について「全く不可能だと思

います」と発言したのを受け、看護師国家試験のインドネシア語への翻訳が可能か否かが問題になった。その際、インドネシア語に国家試験を訳したことがあるか、という質問に対して、厚労省側は「一部のテキスト等については訳しております。ただ、その精度がどこまでかというのは、厳密なところでは検証しておりません」（検討会2、第2回議事録）と答えている。EPAに基づく候補者受け入れも5年目を迎え、候補者に対して翻訳も含むテキストを毎年配付していることを考えると、「精査」をしていない、という説明は苦しい。それらのテキストの質も保証されていないことになる。

候補者の国家試験の成績分析「していない」

検討会2の第2回会合で、山崎委員から、「海外の受験生が間違えた問題は、どこが間違っていたのかという最低限の分析は行っているのでしょうか」との質問があった。

厚労省の説明は、「国家試験については、合否を判定するという目的で採点が行われていますので、そうした形での個別の集計ということはしておりません」（検討会2、第2回議事録）とのことであった。

つまり、EPA看護師・介護福祉士候補者受け入れの枠組みでは、国家試験に合格することが目的の1つであるにもかかわらず、候補者が不得意とする分野などのデータが出せない、ということである。

国家試験そのものが分析できないとすれば、模擬試験でそういった分析を行うなど、代替手段を考える必要があると思われる。少なくとも、看護師国家試験については、候補者は過去4年間にわたって受験をしているのであるから、分析が実施されていないとしたら、それ自体が問題である。

候補者の学歴別の合格率分析も行わず

検討会2の第1回会合において、看護師候補者の学歴別の合格率の差について、奥島委員からの求めがあり、次の会合で厚労省が資料としてまとめて提出した。前項の「国家試験の成績分析」とも関連するが、個別の成績分析のみならず、候補者受け入れのゴールの1つである国家試験合格者・不

合格者についての分析がなされていないことを示している。

候補者の試験時間を延長する配慮を行うにあたっての根拠の薄弱さ

　検討会3では、試験時間の延長についての議論がなされた。この問題については、検討会の主要な論点の1つであったため、以下、時系列に沿ってやや詳細に見ていく。

　まず、厚労省が初回会合で、介護福祉士国家試験で「身体に障害のある方等の受験上の配慮」として、弱視等受験者は1.3倍、点字等受験者は1.5倍に試験時間の延長が認められる、と説明した。

　第2回会合で、参考人として呼ばれた日本語教育学会「看護と介護の日本語教育ワーキンググループ」の遠藤氏が情報を提供している。視覚障害者が日本語能力試験を受験する際には、2倍の時間がかかるが、肉体的な持続力を考慮すると1.5倍くらいであろうという調査結果を紹介し、加えて、「京都の府教育委員がやはり外国人の受験者に対して延長するときに1.3倍というのを出しています。それが1つの目安になるかと思います」（検討会2、第2回議事録）と他の事例を紹介している。

　その後、委員の求めに応じて、第3回会合において、厚労省から「他試験の試験時間延長の実施状況」という資料が提出された[20]。例えば、社会福祉士、精神保健福祉士の国家試験では、点字等受験者が受験する場合は1.5倍、弱視等受験者は1.3倍に延長される。また、センター試験では、視覚障害者は1.5倍、肢体不自由者は1.3倍に時間が延長される、などの例が挙がっている。

　以下、それらを受けての第4回会合における議論から、3人の発言を引用する。まず、日本語教育専門家の橋本氏の発言である。

　　私もどのくらいの時間が必要なのかということで興味もありましたので、日本人と合格者ですけれども、候補者に事例問題を1問やってもらいました。どのくらいの時間の差が出るのかですが、公式ではありませんので全員が一斉にやったわけではありませんから、それほど正確で

はないと思うのですが、参考までにと思います。
　使いましたのは23回の形態別介護技術の中の事例問題をです。日本人11名にやってもらいまして、年代は20〜60代までですが、平均が2分59秒です。合格者17名にやってもらいまして、平均が3分7秒です。合格者だから早いのだろうという点もあるかもしれませんけれども、そんなに大きな差ではなかったのかなと。非常に読むのが早いです。①だからといって差がないというか、全体的な候補者の差がないということではないと思います。
　実際にどのぐらいあったらいいと思うかということも聞いてみました。合格者たちはプライドもありますので要らないよと、そんな延ばしてもらう必要はないよとも言いましたが、そうは言わずにと聞いてみたところ、10分から15分ぐらい。午前10分から15分、午後10分から15分あればいいではないですかと。余り長いと待っている間疲れてしまいますというようなことも言っていました。ほかにもどのくらいかと聞いたときに、30分ぐらいずつあったらいいではないかと。②これも何の根拠もありません。自分が受験したときの感覚で言っていると思います。でも、実際彼らのためであれば、そこの彼らの感覚というところは考えていただきたいと思います。（検討会3、第4回議事録）

合格者17人の事例や聞き取り結果を紹介しているが、これはあくまで合格者の例であり、試験時間が足りず困っている候補者の話ではない。橋本氏本人も、下線部①や②が示すように、「全体的な候補者の差がないということではない」、「何の根拠もありません」と断ったうえでの発言である。
　次に、もう1人の日本語教育専門家川村委員の発言である。

　私の方は1.3なのかな、1.5なのかなという辺りで考えておりました。知人にEPAの候補生を受け入れている人がいるものですから、試験の問題をまず決まった時間でやってもらって、その後、時間を増してやった場合に回答数が増えるかどうかというチェックはしてもらいました。

その場合、1.5倍はやっていないのですが、やはり60％、70％しか解けなかったものが残りまでできたというデータはございます。(中略)

ただ、1.5にしたとき、その長さというのは午前中は途中で出るわけにはいかないので、長すぎるかなと思い悩んでいます。(検討会3、第4回議事録)

ここでは、実際にEPA候補者に問題を解いてもらった調査結果について述べているが、川村氏本人も認めているとおり、精緻な調査ではないうえ、1.5倍が妥当、という根拠にはならない。また、「途中で出るわけにはいかない」(＝試験会場から途中退出することができない)ので、時間をあまり長くすると、トイレに行きたい場合などに困るのではないか、という議論も、大ざっぱな印象を受ける(この後、実際は途中退出が可能であるとの説明が厚労省からなされた)。

3人目は、介護福祉士国家試験試験委員長を務める根本嘉昭委員の発言である。

①やはり1つ政治的な配慮というものがその背景にはあるのかなと思います。試験問題の本質と直接関わりないところで、EPAの候補者に時間延長するという一種のサービスを提供することがある意味政治的なマストということであれば、その配慮はしなくてはならないと思いますが、そのときでも理屈がある程度必要だと思うのです。その理屈の考え方として、②例えばここにある合格率、1ページにありますね。一般が63.9％、EPAが37.9％。この合格率の差が言語のハンディによる差とみなすと、この合格率で割り戻した部分が約1.7倍になるのです。それでこれまでの国家試験の過去の例などを勘案すると1.5というのはそれに近いということでとりあえずは1.5というのは1つの候補になるのではないかと思います。こういうのは本当に理屈の世界だと思うのです。

また1.7倍なのになぜ1.5かというと、恐らくそれ以上やると、受験

生にかえって負担がかかるよという趣旨もあって1.5があるのだろう。それで当面やっておいて、そしてEPA候補者の合格率が次第に一般の受験者と段々近づいてくるということになったら、今度更に1.3に近づける。更にもっと近づければ全く同一になればこんな配慮はしないでもいいというような形になります。1つの理屈として合格率の差みたいなものを前提として現状の中で過去の例を前提に1.5にするという考え方もあるのではないかと思います。(検討会3、第4回議事録)

　根本氏が指摘する候補者への配慮が「政治的なマスト」であることは事実であろう(下線部①)。現に、検討会の開始前に、小宮山厚生労働大臣が時間延長を検討するように指示している。ただ、国家試験合格率の差と延長時間を同列に並べている点はどう考えても無理がある(下線部②)。
　その後にも、試験実施が1月であることから、時間延長を選択しない場合、早く終わって待つ時間が長いと寒いので「午後の試験に影響しないのだろうか」という発言(橋本委員)や、「何かの理由ということになりますと、例えば試験時間、弱視等受験者という言葉がございますので、日本語弱者とは言いませんが、少なくとも漢字弱者に対する配慮という言い方をすれば1.3倍という手もあるかもしれません」(川村委員)といった発言が続いた。
　このような粗雑と言ってよい議論の結果、報告書には「1.5倍へ延長」と記載されたのである。上の議論で、1.3倍か1.5倍か、という事実上の二択になっているのは、候補者についての具体的なデータがあっての話ではない。単に、厚労省が示した他の試験における配慮の事例が、1.3倍か1.5倍かのいずれかである、というだけのことである。
　これは、個々の委員の資質の問題ではなく、政策立案の際に必要な実態調査がなされていない、あるいは軽視されている仕組みそのものの問題である。検討会の主要な論点の1つであることがわかっているだけに、厚労省は言語教育政策という観点に立って何らかの体系だった調査をすべきだったのではないか。時間延長のみならず、試験問題にふりがなを振るかどうかの議論についても、候補者を対象とした調査を経ずに結論が出された、という

点では、同様のことが言える。

4.2 「能力」のあいまいさ・評価尺度の不在

検討会2では、その名称にも含まれる「コミュニケーション能力試験」という概念のあいまいさが問題となった。すでに述べたように、検討会では、開始当初から議論の混乱が見られた。報告書に、次のような説明がある。

> 「コミュニケーション能力試験」とは何かについて、法令等に基づく定義は存在しないが、一般的には、コミュニケーション能力とは、他者と的確にコミュニケーションを行うことができる能力を意味し、文法的能力のみならず、特定の文脈においてメッセージの伝達や解釈、意味を確認しながらやりとりを行うことができる能力が含まれるものと考えられる。(検討会2、報告書)

「コミュニケーション能力」の定義に、「コミュニケーションを行うことができる能力」という説明が含まれており、同語反復である。議論が迷走したことが、最終的な報告書の段階に至って、そのまま反映されていることがわかる。

その結果として、同じく検討会2の報告書に以下のような記述がある。

> 現在、公的な機関によって実施されている日本語能力の試験としては、独立行政法人国際交流基金と財団法人日本国際教育支援協会が行っている「日本語能力試験」などがある(いずれも「読む」、「聞く」について問うマークシート方式の試験)。しかしながら、これらの試験が看護師免許付与の前提となる「コミュニケーション能力試験」として適当なものかについてまで議論を深めることには至らなかった。(検討会2、報告書)

この検討会は「看護師国家試験における母国語・英語での試験とコミュニケーション能力試験の併用の適否に関する検討会」であるにもかかわらず、現存する試験が「コミュニケーション能力試験」として適当かどうかすら議論しきれていない。これはすなわち、検討会の目的を達成できていない、という告白である。
　また、「コミュニケーション能力試験」の併用に関して否定的に論じた部分では、以下のような論拠を示している。

　　これに対して、看護師は、前述のように、①患者からの心身状態に関する情報を得て迅速に状況を判断し、②医行為に関する医師の指示を正確に理解・実施し、③日本語で記載される医療記録を適切に作成したり、読み取ることができる能力が求められる。したがって、このための言語を通じたコミュニケーション能力が必須となるが、<u>こうした能力は看護に関する専門的知識や技能を測る試験の中でこそ確かめることができるのであって、日本語による国家試験の実施が必須である</u>との意見が多く示された。
　　すなわち、医療専門職である看護師が患者に対して看護ケアを提供する場合には、得られた専門的な医療看護情報についてその国の言語で的確にコミュニケーションをとることが必ず求められる。したがって、看護師が備えるべきコミュニケーション能力は、専門的知識と切り離された一般的な「コミュニケーション能力試験」では不十分であり、日本語による国家試験において出題されたコミュニーション[ママ]を伴う看護場面や事例の中で専門的な意味を読み取り判断することによって確認することができると考えられる。(検討会2、報告書)

　1段落目では、看護師としてのコミュニケーション能力が「看護に関する専門的知識や技能を測る試験の中でこそ確かめることができるのであって、日本語による国家試験の実施が必須である」(下線部)としている。だが、これについては、医師からの指示の読み取りや医療記録の読み書きなど、業務

上のやりとりの実態は、現行の国家試験問題の読解とは異なる言語活動であるはず、という疑問が生じる。

また、2段落目では、患者との口頭のやりとりの能力までが、既存の国家試験（筆記試験）で測れるかのように記されている。この箇所に記されているような業務上の言語活動を含めた「コミュニケーション能力」を測る試験こそが求められているのではないだろうか。

これらの議論の混乱は、検討会に言語・言語教育の専門家が含まれていない、ということが影響している面もあるが、就労で必要とされる能力と、既存の国家試験で問うべき能力、その他の方法で問うべき能力の整理ができていないことや、評価尺度が存在していないことをあらわにしている点で、根が深い。それらは、検討会2における議論の前提のはずである[21]。

5　本章のまとめ─「アリバイ」「消化試合」としての検討会

本章では、厚労省の有識者検討会を題材に、人選の偏りの問題、意見募集のあり方や調査の軽視の問題など、さまざまな問題点を指摘することで、有識者検討会という政策決定上有用なはずの仕組みが有効に機能していないことを明らかにしてきた。

検討会2で、山崎委員が「勘ぐれば最初からこの検討会の報告書ができてしまっていて、それを何か追認するような消化する検討会のような気がしてしょうがないのです」（検討会2、第2回議事録）と述べているのは象徴的である。1回あたり2時間程度、数回の検討会で報告書まで完成させる、という以上、ある程度の筋書きができていると考えるのが自然である。「追認」・「消化」のための検討会という表現は至言である。

ただ、検討会3における試験時間延長の議論で見たように、筋書きをなぞっただけの、粗雑な議論から得られるものは乏しい。検討会で「有識者」の知見を発揮してもらうには、あらかじめ調べられるものについては、データを準備してから検討会を開く必要があるだろう。検討会3において、「試験時間延長」が話題になることは想定されているにもかかわらず、他試験で

の同様の措置に関する資料が第3回会合の段階で提出されたうえ、候補者に対する十分な調査がなされなかったのはその典型例である。候補者にとって、どのくらいの時間延長が効果的か、という点に関しては、そもそもデータが存在しないことが容易に想像できる。個々の研究者頼みではなく、政策決定の必須の要素として調査をあらかじめ組み入れておくべきだろう[22]。あるいは、検討会の会期中に必要な調査を行うのが理想だろう。有識者会合で必要な調査を洗い出し、それから調査を実施するだけの時間を確保し、調査結果が出た後にさらに検討の機会を持てばよい。

また、一般からの意見募集についても、検討会によって実施方法が著しく異なることを確認した。意見募集の周知の必要性ももちろんだが、形式としては、報告書の案を示したうえで意見を求めたり、検討会3のように論点を絞って自由記述にする、などの工夫が必要であると思われる。

さらに検討会を通じて、その他、政策上の様々な問題点が改めて浮き彫りになった。EPAに基づく看護師・介護福祉士候補者の受け入れにおいては、「どのような能力が必要なのか」「何をどのように学習すればよいのか」「何がどう困難なのか」「能力をどのように測るのか」といった、基本的な調査・検討がなされないまま、受け入れが始まり、現在も試行錯誤が続いている、という点である[23]。

一連の検討会の議論を受けて時間延長・ふりがななどの措置がとられたことは評価できるが、今からでも、候補者の来日前から国家試験合格、その後の就労にいたるまでの詳細な調査を行い、適切な教材や指導法、目標とする能力、評価手法を確立する必要がある。日本語能力試験以外の、看護・介護に適した評価基準の開発が急務であろう。

その一方で、今後想定される看護・介護以外の分野の外国人就労者受け入れをも見据えて、事前調査・準備のあり方や、種々の「能力」、とりわけ言語能力についての考え方を整理していくべきであろう。それらは、一省庁の検討会で扱う性質のものではなく、「言語教育政策」として、より広い視野に立って取り組んでいくべきテーマである。

注

1 本章は、布尾（2012b）「言語政策的観点から見た EPA 看護師・介護福祉士候補者受け入れの問題点―国家試験に関する有識者検討会をめぐって―」を基に加筆・修正を行ったものである。
2 本来、制度の成否の検証のためには、定期的に公表されてもよい数値であるが、現状はそうなっていない。
3 1「看護師国家試験における用語に関する有識者検討チーム」のみ「チーム」という名称であり、他は「検討会」であるが、いずれも、有識者の検討結果を政策に反映するという位置づけに変わりはない（2015 年 3 月 24 日、厚労省医政局看護課に電話で確認）。よって、本書では、煩雑さを回避するため、「有識者検討会」または単に「検討会」と呼称する。
4 「母国語」という用語は、この検討会では、主にインドネシア人候補者にとってのインドネシア語を指して使われている。フィリピン人候補者が受験する試験の言語はフィリピノ語ではなく英語が想定されている。以下、本章においても検討会の用法に倣い、「母国語」の語を使用する。
5 厚生労働省ウェブサイト「第 6 回看護師国家試験における用語に関する有識者検討チームの開催について」(http://www.mhlw.go.jp/stf/shingi/2r9852000000kgkm.html)を参照（2014 年 11 月 3 日閲覧）。第 6 回（最終回）になってはじめて、事前に開催案内がウェブサイト上に掲載され、会議を非公開とする理由が説明された。上述の非公開の理由は、第 1 回～ 5 回の検討会についても同様だと考えてよいだろう。
6 厚生労働省ウェブサイト「看護師国家試験における用語に関する有識者検討チームのとりまとめについて」公表資料(http://www.mhlw.go.jp/stf/houdou/2r9852000000mswm-img/2r9852000000msy3.pdf、2014 年 11 月 3 日閲覧）
7 厚生労働省ウェブサイト「今後の介護福祉士国家試験における難しい用語の取扱いについて」(「介護福祉士国家試験における難しい用語の今後の取扱いについて～ EPA による外国人候補者などの受験に配慮します～」)(http://www.mhlw.go.jp/stf/houdou/2r9852000000rifx-img/2r9852000000rihe.pdf、2014 年 11 月 3 日閲覧）
8 ユニバーサル（ユニヴァーサル）デザインとは、「できる限り多くの人々に利用可能なように最初から意図して、機器、建築、身の回りの生活空間などをデザインすること」」(一般財団法人国際ユニヴァーサルデザイン協議会『設立趣旨』http://www.iaud.net/about/prospectus.php、2015 年 3 月 26 日閲覧）である。
9 厚生労働省ウェブサイト「看護師国家試験における母国語・英語での試験とコミュニケーション能力試験の併用の適否に関する検討会報告書」(http://www.mhlw.go.jp/stf/shingi/2r98520000025ge6-att/2r98520000025gqn.pdf、2014 年 11 月 3 日閲覧）を参照。

10 厚生労働省ウェブサイト「経済連携協定(EPA)介護福祉士候補者に配慮した国家試験のあり方に関する検討会報告」(http://www.mhlw.go.jp/stf/shingi/2r9852000002caut-att/2r9852000002caz1.pdf、2014年11月3日閲覧)を参照。

11 検討会1と検討会2においては「構成員」、検討会3においては「委員」という用語が用いられているが、本書では、煩雑さを回避するため「委員」に統一する。

12 ガルーダ・サポーターズ(後述)からの意見聴取の際、コミュニケーション能力試験の試案に関する部分について、星さとる共同代表に代わって日本語教師である星夕子氏が説明したが、これは正式に予定されていた発言ではなかった。

13 第2回会合で前述の奥島委員がインドネシア・フィリピンの看護教育や看護師送り出し事情などの報告を行っている。

14 介護福祉士国家試験受験資格として日本における3年以上の実務経験が必要であるため、2009年度から来日しているフィリピン人のほとんどはこの時点で要件を満たしていない。例外として、EPAに基づく枠組みへの参加以前に日本で就労した経験を有するフィリピン人候補者が1人受験し、合格している。

15 この厚労省の回答からは、検討会の議論の充実よりも「年度末」を重視しなければならないという制度上の問題も浮き彫りになっている。

16 「インドネシアから来日、介護福祉士候補、女性3人初採用」(2008年9月8日付日本経済新聞夕刊16面)などの報道や受け入れ法人のウェブサイトの情報に依った。2008年度の来日者104人のうち、日本語研修免除者は3人。その3人のうち2人が参考人として招かれたことになる。

17 検討会2は厚生労働省ウェブサイト「看護師国家試験における母国語・英語での試験とコミュニケーション能力試験の併用の適否に関するご意見の募集について」(http://www.mhlw.go.jp/public/bosyuu/iken/p20111226-01.html)、検討会3は厚生労働省ウェブサイト「「経済連携協定(EPA)介護福祉士候補者に配慮した国家試験のあり方に関する検討会」の主な論点に関するご意見の募集について」(http://www.mhlw.go.jp/public/bosyuu/iken/p20120420-01.html)を参照(いずれも、2014年11月3日閲覧)。

18 厚生労働省ウェブサイト「厚生労働省ホームページを通じた意見募集の結果概要について」(看護師国家試験における母国語・英語での試験とコミュニケーション能力試験の併用の適否に関する検討会 第3回 資料 資料2)(http://www.mhlw.go.jp/stf/shingi/2r98520000022rbv-att/2r98520000022rg1.pdf、2014年11月3日閲覧)を参照。

19 これは、「原子力発電を続けるかどうか」など、他の問題に関しても、省庁側が意見募集の結果を受け容れられない場合に同様に適用できる論法である。

20 厚生労働省ウェブサイト「他試験の試験時間延長の実施状況」(経済連携協定(EPA)介護福祉士候補者に配慮した国家試験のあり方に関する検討会 第3回

資料　資料3）(http://www.mhlw.go.jp/stf/shingi/2r98520000029rzw-att/2r98520000029s5w.pdf、2014年11月3日閲覧）

21　関連する議論として、文化庁の文化審議会国語分科会日本語教育小委員会が2012年1月にまとめた報告書『「生活者としての外国人」に対する日本語教育における日本語能力評価について』が挙げられる（文化庁ウェブサイト、http://www.bunka.go.jp/seisaku/kokugo_nihongo/kyoiku/nihongo_curriculum/pdf/nouryoku_hyouka_ver2.pdf、2016年8月26日閲覧）。生活者としての外国人のコミュニケーション活動や日本語能力や評価についてまとめられており、候補者が必要とする日本語能力について考える場合にも参考になると考えられる。しかし、同時期に開かれていた検討会2で、これらの議論の過程が参照された形跡はない。日本語教育政策における省庁の縦割りの問題点については田尻（2010）を参照。

22　候補者が国家試験に合格するまでの工程表や、その前提としての大規模かつ継続的な調査の必要性については布尾（2011a）で述べたとおりである。

23　ここでは詳細に触れられなかったが、検討会2、3の参考人であるガルーダ・サポーターズの星氏が提出した資料や発言は、学習方法や試験などについての問題点が整理されていて参考になる。

6章　候補者受け入れに関する新聞報道[1]

1　新聞報道における議論

　4章の国会での議論の分析、5章の厚生労働省有識者検討会での議論の分析は、日本が国家として、政策立案の場でどのような議論を展開してきたかを示し、その問題点を分析する試みであった。それに対し、本章では、紙面・ネットを通じて世論形成に強い影響力を持つと思われる日本の新聞各紙が候補者の受け入れをどのように報じてきたかを分析する[2]。

　EPAに基づく候補者の受け入れについては、2008年8月、インドネシアから候補者一期生が来日する前後から、テレビ・新聞などのマスメディアでも盛んに報じられた。マスメディアの注目を集めた理由としては、以下のような要素が考えられる。

　まず、2章で述べたEPAの制度上の特徴が挙げられる。EPAに基づく看護師・介護福祉士候補者の受け入れは、日本による初めての外国人医療・福祉関係の労働者の大規模な受け入れであり、日本の出入国管理政策上の画期となるできごとであった。また、日本語による国家試験の受験が前提となっており、日本語が「壁」となっていることも、注目を集めた理由として挙げられよう。

　また、候補者らが全国各地に散在して就労するという枠組みであるため、地域のマスメディアや大手新聞社の地方面を中心に、それぞれの地方で候補者を「主役」として取り上げている、という点が指摘できる[3]。

　そこで、本章では、日本における大手新聞社の報道を対象に、候補者や受

入病院・介護施設などの当事者がどのように報じられてきたかを検証する。とりわけ、EPA の枠組みで注目を集めた、候補者の日本語能力・日本語学習の問題という「言語」の側面と、インドネシア人候補者の多くが信仰しているイスラム教がいかに報じられたかという「文化」の側面に焦点を当て、検討する。また、フィリピンやベトナムからの候補者も含めた動向についても、補足的に論じる。

2　全国紙 5 紙の報道の実態

　分析の対象として、全国紙 5 紙（読売新聞、朝日新聞、毎日新聞、日本経済新聞、産経新聞）を選んだ（以下、本文中ではそれぞれ「読売」「朝日」「毎日」「日経」「産経」と略す）。それぞれの新聞社のオンライン記事検索サービスを利用し、キーワードで検索した。

　いずれも、2014 年末までの全期間の記事から、「経済連携協定」と、「看護」「介護」のいずれかを含む記事を抽出した[4,5]。朝刊夕刊のほか、地域面や、別刷りも含めて検索した。検索結果として表示された総記事数[6]は表 1 のとおりである。これらを表計算ソフトウェアに入力し、筆者が内容から判断して EPA に基づく候補者受け入れに関連する記事だけを抽出したものが、「EPA 看護介護関連記事数」[7]である。本章では、主にそれらを詳細な分析の対象とする。

表 1　EPA 看護師・介護福祉士候補者受け入れに関する新聞記事

新聞名	総記事数	EPA 看護介護関連記事数
読売新聞	637	321
朝日新聞	699	373
毎日新聞	309	262
日本経済新聞	525	295
産経新聞	288	161

総記事数を見ると、毎日と産経の数が極端に少ない。

毎日以外の各紙の場合、「TPP（環太平洋経済連携協定、環太平洋戦略的経済連携協定）」に関する記事も検索結果に含まれているのに対し、毎日は「TPP」の日本語訳として「環太平洋パートナーシップ協定」を採用しているため、検索結果に含まれていないことが、毎日の記事が少ない理由であると考えられる。

産経については、地方版の記事のうち一部しかデータベースに採録しておらず、各地域の病院・施設で就労する候補者についての記事が含まれていないことも、記事数が少ない理由の1つだと思われる[8]。

その他、日経も読売・朝日に比べて総記事数が若干少ない。日経は、①読者投稿欄がないこと、②地域面が経済記事中心であるため、個々の候補者の受け入れが各地域の話題として取り上げられることが少ないことなどが影響している。

次に、これらの記事について、時系列で見ていく。

3　EPA看護師・介護福祉士候補者に関する報道の推移

表2は、EPA看護師・介護福祉士候補者に関する報道が現れ始めて以降、各月ごとの記事数の推移を、新聞別に表したものである。

表2　EPA看護師・介護福祉士候補者に関する新聞記事数の推移

※記事の単位は本。EPAに基づく看護師・介護福祉士候補者の受け入れと関連するもののみ数えた。1ヶ月に6～10本の記事が掲載された月を▨、11本以上の記事が掲載された月を▰で示している。「比」はフィリピン、「尼」はインドネシア、「越」はベトナムを指す。

	読売	朝日	毎日	日経	産経	主なできごと
2001年9月	1	0	0	0	0	
（記事がないため中略）						
2002年10月	1	0	0	1	0	日比EPAに向けた作業部会開始

	読売	朝日	毎日	日経	産経	主なできごと
2002年11月	0	0	0	1	0	
2002年12月	0	0	2	1	2	
2003年1月	2	0	0	1	0	
2003年2月	1	0	1	0	0	
2003年3月	1	0	0	0	0	
2003年4月	0	0	0	1	0	
2003年5月	0	0	0	0	0	
2003年6月	0	0	0	0	0	
2003年7月	0	0	0	0	0	
2003年8月	0	0	0	1	0	
2003年9月	0	0	0	0	0	
2003年10月	0	0	0	2	0	
2003年11月	0	0	0	1	0	
2003年12月	3	3	0	6	3	日比EPA交渉開始合意
2004年1月	0	0	0	0	0	
2004年2月	0	0	0	0	0	
2004年3月	0	1	1	0	0	
2004年4月	0	0	0	1	1	
2004年5月	0	0	0	1	0	
2004年6月	1	0	0	0	2	
2004年7月	0	3	0	5	2	日比EPA交渉
2004年8月	0	0	0	3	0	
2004年9月	1	2	0	11	1	日比EPA交渉
2004年10月	0	2	0	6	0	日比EPA交渉
2004年11月	1	2	2	13	7	日比EPA交渉大筋合意
2004年12月	1	0	0	2	1	
2005年1月	0	0	1	0	0	
2005年2月	1	1	0	1	0	
2005年3月	1	0	0	1	0	
2005年4月	2	0	0	1	0	
2005年5月	1	0	0	2	0	

6章 候補者受け入れに関する新聞報道 117

	読売	朝日	毎日	日経	産経	主なできごと
2005年6月	1	0	0	1	0	
2005年7月	1	1	0	1	0	
2005年8月	3	0	0	4	0	
2005年9月	0	0	0	2	0	
2005年10月	0	0	0	1	0	
2005年11月	1	0	0	0	0	
2005年12月	0	0	0	0	0	
2006年1月	0	0	0	0	0	
2006年2月	0	1	0	0	0	
2006年3月	0	0	0	2	0	
2006年4月	0	0	0	1	0	
2006年5月	0	0	0	0	0	
2006年6月	0	1	0	0	1	
2006年7月	1	1	0	0	0	
2006年8月	1	1	1	1	0	
2006年9月	7	5	4	8	9	日比 EPA 署名
2006年10月	4	2	3	1	3	
2006年11月	1	3	2	5	2	日尼 EPA 交渉大筋合意
2006年12月	1	0	1	6	2	日比 EPA 国会承認(日本)
2007年1月	0	0	0	3	0	
2007年2月	1	1	1	1	0	
2007年3月	0	0	1	0	0	
2007年4月	0	0	1	2	0	
2007年5月	1	1	0	1	0	
2007年6月	0	0	0	2	0	日尼 EPA 最終合意
2007年7月	0	0	1	1	0	
2007年8月	1	1	0	5	4	日尼 EPA 署名
2007年9月	0	0	1	0	0	
2007年10月	0	3	4	2	0	
2007年11月	3	2	0	1	0	
2007年12月	0	0	0	2	0	

	読売	朝日	毎日	日経	産経	主なできごと
2008年1月	0	1	1	2	4	
2008年2月	1	3	0	0	0	
2008年3月	7	6	3	2	0	
2008年4月	1	3	3	1	0	
2008年5月	8	5	6	11	4	日尼EPA国会承認(日本)
2008年6月	4	6	3	2	5	日尼EPA候補者面接
2008年7月	6	2	6	3	2	日尼EPA発効
2008年8月	7	10	6	11	7	尼一期生来日、日本語研修開始
2008年9月	0	1	0	3	2	
2008年10月	2	4	1	6	0	比上院、EPAを批准
2008年11月	1	3	2	2	1	
2008年12月	3	4	4	1	0	
2009年1月	17	14	5	4	3	尼介護福祉士候補者一期生、就労開始
2009年2月	10	23	18	0	1	尼看護師候補者一期生、就労開始
2009年3月	1	6	4	2	0	
2009年4月	3	5	3	1	2	
2009年5月	10	6	10	4	5	比候補者一期生来日、日本語研修開始
2009年6月	4	4	4	3	3	
2009年7月	2	3	3	1	4	
2009年8月	2	0	0	1	0	
2009年9月	2	3	1	2	0	
2009年10月	1	5	0	2	0	
2009年11月	8	13	5	4	0	比候補者一期生就労開始
2009年12月	2	2	4	4	2	
2010年1月	5	8	4	1	1	
2010年2月	4	7	2	0	3	
2010年3月	7	17	10	7	4	EPA看護師候補者、初の合格者(3人)
2010年4月	5	7	9	0	5	

6章 候補者受け入れに関する新聞報道

	読売	朝日	毎日	日経	産経	主なできごと
2010年5月	4	11	7	2	2	
2010年6月	0	0	1	3	0	
2010年7月	1	0	6	1	1	
2010年8月	5	6	4	3	5	厚労省、看護国試見直し案を発表（有識者検討会1）
2010年9月	5	2	1	2	0	
2010年10月	4	3	1	4	1	
2010年11月	4	8	2	6	2	
2010年12月	3	4	4	1	0	
2011年1月	4	2	1	5	0	
2011年2月	3	8	4	3	0	
2011年3月	7	7	7	4	4	
2011年4月	6	4	4	1	0	
2011年5月	2	5	2	1	0	
2011年6月	1	2	0	4	1	
2011年7月	2	3	1	0	0	
2011年8月	0	2	1	1	2	
2011年9月	1	5	1	2	0	
2011年10月	1	2	0	0	0	
2011年11月	2	0	1	1	0	
2011年12月	0	0	2	2	0	
2012年1月	4	2	1	2	4	尼介護福祉士候補者、初受験
2012年2月	6	5	3	2	0	
2012年3月	26	16	21	9	11	尼介護福祉士候補者、初の合格者
2012年4月	12	8	10	1	2	
2012年5月	2	8	4	3	0	
2012年6月	2	4	4	1	6	厚労省、介護国試見直し案を発表（有識者検討会3）
2012年7月	3	2	1	0	0	
2012年8月	1	0	0	1	2	
2012年9月	1	0	1	1	0	

	読売	朝日	毎日	日経	産経	主なできごと
2012年10月	0	0	0	1	0	
2012年11月	2	2	0	1	0	越EPA、ベトナムでの日本語研修開始
2012年12月	0	1	1	0	0	
2013年1月	0	1	0	0	0	
2013年2月	2	2	2	2	1	
2013年3月	5	11	6	3	4	
2013年4月	5	5	2	1	0	
2013年5月	2	4	1	0	0	
2013年6月	1	2	0	1	0	
2013年7月	0	2	1	0	0	
2013年8月	2	0	0	0	0	
2013年9月	0	0	0	0	5	
2013年10月	0	0	0	0	0	
2013年11月	0	0	0	1	0	
2013年12月	2	0	0	0	0	
2014年1月	0	0	0	1	2	
2014年2月	0	0	0	5	0	
2014年3月	3	5	0	1	2	
2014年4月	6	4	6	2	4	
2014年5月	3	2	2	2	1	
2014年6月	4	1	0	5	0	越EPA候補者来日、日本での研修開始
2014年7月	0	0	0	3	0	
2014年8月	2	1	0	1	0	越EPA候補者、就労開始
2014年9月	1	1	1	4	0	
2014年10月	1	0	0	1	0	
2014年11月	0	2	1	0	0	
2014年12月	0	0	0	0	1	
合計	321	373	262	296	161	

3.1 EPA 締結交渉の時期（2002 年～ 2008 年）

　現在の候補者受け入れにつながる報道は、日本とフィリピンの間で EPA 締結に向けた作業部会が開始された 2002 年 10 月から始まった[9]。その後、2008 年の初めまでは、日本とフィリピン、あるいは日本とインドネシアの間の協定の交渉の進展に応じて、報道が多い時期、少ない時期の起伏がある。この時期は経済連携協定に関する報道の一部として、看護師・介護従事者の受け入れが取りざたされる時期である。経済関連の報道の色彩が濃いためか、日経の記事が多い。

3.2 インドネシア人候補者来日前

　2008 年に入り、インドネシア人候補者の受け入れが目前に迫ってくると、日経以外も、記事の本数が増加してくる。3 月には読売が「開国・介護現場」と題する全 5 回の連載を行った（3 月 11 日～ 16 日）。また、朝日は、九州大学の研究グループが主催したシンポジウム（『グローバル化する看護と介護』）や研究集会について報じている。日本の国会における協定案の審議状況を取り上げた記事や、インドネシアでの候補者の面接を取り上げた記事も見られた。

3.3 インドネシア人候補者来日後

　そして、2008 年 8 月にインドネシア人候補者一期生が来日する前後には、候補者の様子や、日本語研修について報じる記事が多く見られた。

　その後、2009 年 1 月に介護福祉士候補者が、同年 2 月に看護師候補者が日本語研修を終え、全国各地の病院や介護施設で就労を始めると、候補者らが各紙の地域面で取り上げられ、記事が急増する。候補者らの人となりや、日本語の難しさや、仕事への適応、病院・介護施設側の歓待ぶり、インドネシア人の多くが信仰するイスラム教についての説明などが主題である[10]。2009 年 5 月にフィリピン人候補者一期生が来日したことも重なっているため、この時期は記事数が多い。

3.4 2010年以降

2010年以降は、毎年2月に行われる看護師国家試験と、3月の合格発表前後に報道が集中する。内容としては、候補者が受験したという事実を報じたものや、受験前後の候補者の状況やコメントを扱ったものなどがある[11]。また、合格発表後には、候補者の合格率が低迷していることや、個別の合格者に関する報道がなされる。合格して看護師として働くことになった候補者のその後、などの記事も存在する[12]。

とりわけ、2010年3月には、看護師候補者から初の合格者が現れたことが話題となった（インドネシア人2人、フィリピン人1人）。2012年1月～4月には、インドネシア人介護福祉士候補者一期生が実務経験3年を経て国家試験受験資格を獲得、初めて受験し、合格者が出たことを報じる記事が増加している[13]。その後は、合格後のEPA介護福祉士の働きぶりや、合格したにもかかわらず、帰国する人が多く現れたことなどが報じられる。

2013年度以降は、候補者受け入れに関する報道は下火になる。象徴的なのはベトナムからの候補者受け入れの扱いである。ベトナムからの受け入れについては、2012年11月に日本語研修が始まり、2014年6月には候補者が来日したが、インドネシアやフィリピンからの来日当初のような注目を浴びることはもはやなかった[14]。

2014年の記事は、技能実習制度に「介護」も加えることを政府が検討していることが報じられた際に、候補者の受け入れも引き合いに出されることが多い。

国家試験の受験など、節目節目で報道はなされるものの、新聞報道の対象としては、EPAに基づく看護師・介護福祉士候補者の受け入れは、すでに「旬を過ぎた」テーマであることがうかがえよう。次節では、とりわけ記事数が多かった、インドネシア人候補者来日当初の報道について述べる。

4　インドネシア人候補者来日当初の報道

3で見たように、インドネシア人候補者一期生の来日当初は、報道が集中

した。この時期は、個別の候補者や受入病院・介護施設が紙面に登場することが多かった。テーマとしては、EPAの枠組みの紹介、とりわけ国家試験を日本語で受験する必要があることや、候補者の人となりについての描写や、候補者の日本語能力などが取り上げられた。また、インドネシア人の多くがイスラム教徒であることから、イスラム教徒の受け入れに言及する記事も多かった。すなわち、この時期の記事には、候補者についての描写や、日本語能力・日本語学習、文化について、どのように論じられているかなど、本書で考察の対象とする「言語」・「文化」に関する内容が集約的に現れている。

そこで、以下、本節では、インドネシアからの候補者の受け入れに焦点を当てる。

4.1 初期の記事の概観

日本インドネシア間のEPAが発効して候補者の来日が迫り、候補者や受入れ機関などの「当事者」が具体的な個人名・機関名を伴って紙面に登場し始めてからの時期の記事について分析する。具体的には、JICWELSによる面接や試験、雇用契約締結などの手続きが終了し、実際に来日する候補者が確定した2008年7月から、日本語研修を経て候補者が就労を開始して数ヶ月を経た2009年6月までの1年間に掲載されたインドネシア人候補者受け入れに関する記事を取り上げる[15]。この時期はインドネシア人候補者一期生に関する記事が集中した時期である。

2で検索した記事のうち、2008年7月から2009年6月にかけてのインドネシア人候補者の受け入れに関する記事数、記事中に実名で登場する候補者の延べ人数、受入れ機関の延べ数はそれぞれ、表3のとおりである。

新聞ごとの特徴を見ると、読売・朝日・毎日の3紙は、地方面において、それぞれの地域の受入病院・介護施設についての報道を行ったため、相対的に記事数が多くなっている。

朝日は日本ですでに就労しているベトナム人看護師やフィリピン人ヘルパーの取材など、EPA以外の関連取材も行っている。

表3 インドネシア人候補者の受け入れに関する記事と候補者数・受入れ機関数

新聞名	記事数	候補者数	受入れ機関数
読売新聞	57	69	49
朝日新聞	73	78	50
毎日新聞	53	47	29
日本経済新聞	29	15	16
産経新聞	25	15	8

※同一記事内で同じ候補者・機関が2回以上出現する場合は、まとめて1件と数えた。「受入れ機関数」には、病院や介護施設などを運営する上位の医療法人も含むが、同一記事中に病院と運営法人の両者の名称が現れる場合、特に分けて数える必要がないため、まとめて1件と見なした。

また、毎日は、記事の総数では読売・朝日より少ないものの、EPA以前に日本に留学し、ヘルパーとして働いた経験のあるインドネシア人やフィリピン人についての記事を掲載したり、介護労働者受け入れで先行した台湾におけるインドネシア人介護労働者についての特集を組んでいる点などが特徴である。

一方、日経は経済関連記事が中心であるためか、特に地域面掲載の記事が少なく、総数も29本にとどまっている。

産経については、前述のように、地方版の一部しかデータベースに再録されていないことが記事の本数が少ない原因の1つだと思われる。

各紙とも、同じ候補者や受入れ機関に継続した追跡取材をしているケースが多い。

4.2 2008年度インドネシア人看護師・介護福祉士候補者受け入れの概要

2章で述べたように、日本にとって、看護師・介護福祉士候補者の受け入れを含むEPAは、フィリピンとの締結が初めてであったが、実際の候補者受け入れはインドネシアが先行した（2008年7月にEPA発効、同8月に候補者来日）。フィリピン人候補者は、インドネシア勢を後追いする形で2009

年5月に一期生が来日している。

受け入れの流れは概ね表4のとおりであった。

表4　EPAに基づくインドネシア人看護師・介護福祉士候補者受け入れの経緯

時期	できごと
2006年11月	安倍晋三首相がユドヨノ・インドネシア大統領と会談、EPA締結に合意。
2007年8月	日本・インドネシアEPA締結
2008年4月17日	衆議院承認
5月16日	参議院承認、受入れ機関説明会
6月	受入れ機関応募、候補者応募、面接
7月	EPA発効、雇用契約締結
8月7日	来日→日本語研修
2009年1月27日	介護福祉士候補者日本語研修終了→介護施設で就労
2月12日	看護師候補者日本語研修終了→病院で就労
2月22日	インドネシア人候補者、初の看護師国家試験受験

候補者・受入れ機関の応募から来日まで、2ヶ月に満たない。来日までのスケジュールがいかに過密であったことがわかる。この過密スケジュールのもと、受け入れが進んでいった。それに伴い、新聞による報道も、この時期に集中した。

4.3　EPAの枠組みと候補者・受入れ機関の描かれ方
制度や国の対応の不備

まず、EPAに基づく看護師・介護福祉士候補者受け入れの枠組み全体について、新聞各紙が報道する制度の不備や国の対応の問題点を確認しておく。とりわけ、国家試験に関する否定的評価が多い。朝日の『(私の視点・記者の視点) EPA研修生　日本定着へハードル下げて　高原敦』と題した記事を例として挙げておく。

チャンスは看護が3年で3回、介護福祉は日本での3年以上の実務が受験条件となるため、4年で1回しかない。重くのしかかるのが言葉の壁、とりわけ漢字だ。(中略)日本政府は半年間、日本語の訓練をしただけで、その後の研修の中身や国家試験対策などは現場に丸投げしており、人手不足を補いたい現場との落差は絶望的に大きい。(2009年4月2日付朝日、朝刊15面)

以上が典型であるが、それ以外の各紙の議論も含めてまとめると、おおよそ以下の4点に集約できると考えられる。

①日本人と同じ、日本語による国家試験を課している点
②国家試験受験の機会が少ない(看護師3回、介護福祉士1回)という点
③来日当初の6ヶ月の日本語研修終了後、すなわち就労開始後は、国家試験受験の準備を受入れ機関に「丸投げ」し、政府は支援をしない点
④日本語研修費用の支払いや、日本人と同等以上の給与の支払いなど、受入れ機関の負担が重いにもかかわらず、国家試験合格までは候補者を有資格者として扱えない点

「まじめ」「笑顔」「刺激を与える存在」としての候補者

では、このような制度のもと、来日した候補者と、彼女／彼らを受け入れた受入れ機関はどのように描かれているのだろうか。以下、受入病院・介護施設、あるいは新聞が候補者を評価している部分を引用する。

井上憲昭院長は「優秀な人材を確保できるし、日本人のスタッフにもいい刺激になる」と手を挙げた。(中略)樋口夏美看護部長も「ミケさんはユーモアもあり、みんなにかわいがられるでしょう。一日もはやく日本での生活や病院での仕事に溶け込んでくれれば」と期待している。

(2009年2月14日付読売、東京朝刊、長野2面)

「リハビリ技術が進んでいる日本で学びたい」と来日を決意。同病院は、まじめで優秀なビンジョリさんの受け入れは、「病院の職員にとってもプラスになる」(船田淳子看護部長)と判断した。(2009年3月14日付毎日、朝刊、栃木地方面)

「彼女たちは明るく、いつも笑顔で一生懸命。ケアが日常になってしまった職員にも、新たな気づきがあった」(2009年5月1日付産経、東京朝刊、生活・文化面)

「お年寄りを敬う意識が強く、常に相手の立場になって考えようとするんです。忙しさでつい、余裕をなくしがちな我が身を振り返りました」(2009年5月24日付読売、東京朝刊17面)

「2人とも向上心がとても強い。日本人職員が学ぶ点は多く、患者さんへのケアも向上するはず」と期待する。(2008年2月10日付読売、東京朝刊14面)

同ホームの上野興治施設長は「2人ともまじめで、やさしい。単身で日本に来たことは日本人にいい刺激になるのでは」と期待している。(2009年1月31日付朝日、朝刊、千葉・1地方面)

水晴男施設長(65)は「言葉も文化も違う国の国家試験を目指す意欲は、日本人職員にとっていい刺激になると考えました」と話す。(2009年3月20日付朝日、朝刊、広島1・2地方面)

以上、「他の従業員の刺激になる」という受入病院・介護施設のコメントを中心に7例紹介したが、候補者に関する記述があまりに画一的である。

コメントを引き出し、まとめる新聞側が意図的に評価する点を選択していると考える方が自然だろう。また、分析対象の記事中で否定的な描かれ方をしている候補者は1人としていない。典型的な候補者像は以下のようなものである。

①日本の高い技術に惹かれて来た発展途上国の若者
②日本語、とりわけ漢字の難しさと戦っている
③「明るく」「笑顔」で「ユーモア」がある
④優秀
⑤まじめで努力家
⑥職場に刺激を与える存在

「発展途上国から来た、善良で向上心あふれる明るい笑顔の若者たちが、日本人職員に刺激を与え、職場が活性化する」様子が描かれている[16]。

その他、「『一生懸命で、気配りもできる。日本人が失ったものを持っていて刺激になる』と感心する。」(2009年3月15日付読売、西部朝刊38面)といった発言が見られる[17]ことについても指摘しておきたい。

「日本人が失った」敬老精神を持っている、との評価の背景には、インドネシア人は素朴で古き良きものを持っているはずだ、という意識があると考えられる。インドネシアが発展途上国であることとも切り離せないだろう。これらは、西洋人が東洋に対して抱いてきた幻想・偏見(オリエンタリズム)を思い起こさせる。

候補者らを歓迎し、歩み寄る受入病院・介護施設

次に、候補者を受け入れる受入れ機関がどのように描かれているかを見ていく。受入病院・介護施設の中には、イスラム教徒である候補者のためにイスラム教の礼拝スペースを用意した、という病院・施設が多い。以下は、3人のイスラム教徒の介護福祉士候補者を受け入れた介護施設の例である。

3人はイスラム教徒で、「1日5回の礼拝や、1年に1カ月ある断食など、他の職員とはかけ離れた習慣を持つ人たちが仲間になる。食事にも気を使う必要がある」と岸本淳施設長。施設を運営する社会福祉法人「桑の実園福祉会」では、3人の信仰を尊重するため、施設内の面会室を礼拝場所として準備した。(2009年1月29日付産経、大阪夕刊社会面)

その他、以下のような記事もある。

勤務環境の配慮も手厚い。イスラム教徒の彼らのため「毎日五回、礼拝する場所を施設に確保した」(副施設長の芦沢昌人さん)(2009年1月23日付日経、夕刊11面)

1日5回のお祈りに仏間を使ってもらい、神戸市のイスラム教寺院も案内する予定だ。(2009年1月28日付読売、大阪朝刊28面)

他に多くの病院や施設で礼拝のスペースや部屋、礼拝のための時間を確保した、あるいはする予定であることが報じられている(上記も含め17件)。相手の宗教に対する理解を示す歩み寄りの行動である[18]。その他、歓迎会を催す、インドネシア語を使用して歓迎の意を表す、日本語の研修の方法を工夫している、などの記述がある。市長を表敬訪問し激励される(青森県むつ市)などの報道も見られる。

以上をまとめると、国が定めた不備の多い理不尽な制度の下、健気に努力しお互いに歩み寄る善良な受入病院・介護施設と候補者、という構図になるだろう。「国家」対「民間」、という二項対立の図式である。新聞は民間の側に身を置いて、受入病院・介護施設と候補者の側に立った報道を行っている。

この「国家」対「民間」という二項対立的な呈示のし方は、新聞による制度批判の材料、という意味では効果的であると思われるが、そこには、まず

は相手を尊重し、相手に合わせる、という、あまりにユートピア的な「共生」が描かれている点は指摘しておいてよいと思われる。軋轢を経て妥協点を見いだす、というプロセスは想定されていないようである[19]。

4.4 「日本語」の問題の語られ方
「小学校3～4年レベルの日本語」

　ここではまず、候補者の日本語のレベルの記述に関する問題を取り上げる。例えば、介護施設で就労を開始した介護福祉士候補者2人について報じた毎日の記事において、以下のような記述が見られる（下線は布尾による。以下の引用についても同様）。

　　2人は昨年夏から半年間の研修で小学3～4年レベルの日本語を習得したことになっている。いま目指しているのは、年末の日本語3級試験合格だ。3級合格は高校生から大学生レベル。来年は2級に挑むつもりだ。2級は日本語学校に1年通っても簡単に合格はできないが、この水準に達していないと、専門用語の多い国家試験の合格はおぼつかない。(2009年5月6日付毎日、東京朝刊20面)

　「小学3～4年レベルの日本語」「3級合格は高校生から大学レベル」というのは、明示こそしていないが、日本語母語話者を前提としたレベルである。候補者のような成人の言語学習において、学習対象の言語の習得レベルを、母語話者の年齢を基準として表現することの妥当性・根拠はここでは説明されていない。成人の場合、習得の背景・背景知識・抽象的な事柄の処理能力・学習ストラテジー（学習方略）などの点で子どもとは異なるはずである。むしろ、「小学生レベル」などの表現は、候補者を子ども扱いする原因となる危険性が大きい点で有害である[20]。

　他の例は、以下のとおりである。

　　インドネシア人は来日後、働きながら高校生レベル以上の日本語を習

得し、日本語で国家試験を受け、不合格なら帰国します。(2008年8月28日付読売、夕刊4面)

　インドネシアからの看護師・介護福祉士候補者は来日後、国内5カ所の研修センターに半年間入る。受けるのは、日本語学習675時間(中略)など。病院・施設で働くまでに約3500語の語彙(ごい)と700の漢字を習得し、「小学3、4年生レベル[21]」の語学力を身につける。(2008年7月23日付毎日、東京朝刊19面)

　デイサービス利用のお年寄りに「よろしくお願いします」とあいさつ。出身地や家族のことを聞かれ、片言まじりの日本語で懸命に説明した。2人は簡単な会話はできるようになった。だが、日本語能力は小学校の低学年程度で、勉強に努めるという。(2009年1月30日付毎日、大阪朝刊29面)

　これらの事例に見られる「片言まじりの日本語」で「小学校の低学年程度」とは、どのような言語能力を想定しているのだろうか。以上、全体で4件と、事例数としては多くないが、日本語非母語話者を母語話者よりも知的水準において劣る存在として見ている点で、根深い問題点の1つである[22]。

カタカナ表記される候補者発話
　次に、候補者らの日本語の発話を表す際に「カタカナ表記」が用いられる場合があることを示す。

　ジャカルタの日本大使公邸では6日、壮行会が開かれた。神奈川県の病院に採用されたロフィクさん(30)は「緊張もあるけど、とてもワクワクしている」と語り、片言の日本語で「ガンバリマス」と笑った。(2008年8月7日付毎日、東京朝刊9面)

東京都足立区の海外技術者研修協会（AOTS）東京研修センターには同日午後1時、看護師候補者の男女23人が到着。8時間を超えるフライトに疲労の色をにじませながらも、職員らの出迎えに「コンニチハ」と笑顔で答えた。（2008年8月8日付毎日、東京朝刊3面）

　「アキハバラまではいくらですか？」横浜市にある海外技術者研修協会の教室で、来日したインドネシア人の介護福祉士候補者達の声が響く。彼らの多くは、まだ日本語が十分に話せない。（2008年8月22日付日経、夕刊15面）

　「ジュンビハ、デキマシタカ？」
　「イマ、ヤッテイルトコロデス」
　東京・北千住の海外技術者研修協会（AOTS）東京研修センターに、たどたどしい日本語が響いた。（2008年11月18日付産経、東京朝刊生活・文化面）

　漢字ムズカシイ…　インドネシア人看護師ら、日本語研修大詰め／全国6施設（2008年12月22日付読売、東京夕刊17面見出し）

　訪問介護、ワタクシモ　外国人の受け皿に　在日比女性ら中心、福岡に来月拠点（2009年1月14日付朝日、西部夕刊1面見出し）

　「ワタシの名前、覚えてくれましたか」
　今月5日、千葉県袖ヶ浦市の老人保健施設「カトレアンホーム」。働き始めて1週間の男性介護士ラゼス・メジントロさん（25）とアンワル・クスマヤディさん（23）が、笑顔で入所者たちに話しかけた。（中略）半年研修を経たとはいえ、2人の日本語はまだ片言。知らない言葉はメモをして休憩時間に復習する。（2009年2月10日付読売、東京朝刊14面）

「ニッポン、おもしろい！」。休日に地元の祭りを楽しむ 2 人（鹿児島県南さつま市笠沙町で）(2009 年 2 月 17 日付読売、西部夕刊 8 面写真解説）

（ルポにっぽん）日本語で看護　ガンバル　インドネシアからの受け入れ(2009 年 3 月 2 日付朝日、西部朝刊 1 面見出し）

　以上、対象となる新聞記事に表れた事例であるが、「片言の日本語で」「日本語が十分に話せない」「たどたどしい日本語」などの表現と共起していることから、非母語話者の流ちょうではない発話を表す表現手法としてカタカナが使われていることがわかる。
　カタカナの使用法について、武部(1991)は以下のようにまとめている。

　　片仮名書きが外来語や外国の地名・人名に用いられるのも、発音を書き表す点で優れているからである。そのため、物音や動物の鳴き声などにも用いられている。擬声語・感動詞・呼び名・呼び声・俗語・隠語などにも用いられる。子供の片言や外国人の変な日本語も、片仮名で書かれることが多い。(p. 7)

　「外国人の変な日本語」（という記述自体が問題であると思われるが）をカタカナ表記することが、巷間よく見られる表現手法であることがわかる。事実、上で引用した 9 記事以外にも、読者からの投稿欄に 3 件、候補者やその他の外国人の発話がカタカナで記された投書が掲載されている（朝日 2 件、毎日 1 件）。いずれにしても、物音や動物の鳴き声などと同列に並べられている点から見て、非母語話者の日本語を異物、あるいは言語音ではない単なる音、と見なす発想なのであろう。自らの日本語の発話がカタカナで表記された記事を、候補者らが目にしたらどのように感じるだろうか。母語話者と異なる点をことさらにあげつらうことは、新聞だけに見られるものではないが、見直すべき慣行だと思われる。

過小評価される候補者の日本語

　上記の「小学校3年生」「カタカナ表記」などは、すべて候補者の日本語能力の制約をさまざまな形で示すものであった。以下、候補者の日本語能力が過小評価されている例を見ていく。まず、2008年8月の候補者来日時の記事である。

　　　205人は、成田空港着の2便と中部国際空港着の1便に分乗し到着。千葉県の老人保健施設で働く予定のラゼス・メジントロさん(25)は「八カ月日本語を勉強してきた。初めて日本に来てうれしいし、楽しみ。頑張ります」と<u>しっかりした日本語を話した</u>。(2008年8月7日付日経、夕刊15面)

　この記事中で「しっかりした日本語を話した」とされているラゼス・メジントロさんが、半年間の日本語研修後に読売に登場する。以下の引用は同期来日のインドネシア人と2人で就労を開始して約2週間後の解説記事である（再掲）。

　　　半年研修を経たとはいえ、<u>2人の日本語はまだ片言</u>。知らない言葉はメモをして休憩時間に復習する。指導担当の介護福祉士・高梨美紀さんは「身ぶり手ぶりや英単語を交えて何とか意思疎通している。私たちも必死です」と話す。(2009年2月10日付読売、朝刊15面)

　ラゼスさんの日本語能力が半年間、675時間の日本語研修を経て、「片言」に逆戻りしていることになる。読売の記事では、その後、「日本語国家試験最大の壁」と小見出しを立て、国家試験の難しさが強調されている。それ故、ラゼスさんの日本語能力を讃えるわけにはいかず、過小評価しているのだと考えられる。一方、来日時の日経の取材は、歓迎ムードに包まれた空港での取材であり、国家試験のことには触れていない。「しっかりした日本語」という賛辞は、言わば「ご祝儀」であろう。もう1件引用する。

「国家試験、来年は難しいです」。2月の試験を受けた看護師研修生の女性（30）は、ぎこちない日本語で打ち明けた。(2009年5月29日付朝日、朝刊25面)

　他の記事を見ても、数ヶ月の日本語学習を経たうえで、候補者の日本語能力について「片言の」「おぼつかない」「たどたどしい」「覚えたての」などの否定的評価が与えられる場合は、国家試験の難解さが同時に語られることが多い。候補者らの合格が難しいことを示すための前置きになっていると思われる。

「漢字」の難しさ、「日本語の壁」「言葉の壁」

　候補者の前には「言葉の壁がそびえ立つ」(2008年11月21日付毎日、朝刊、広島地方面) という認識が、一連の報道の通奏低音となっている。日本語学習において、候補者たちが困難を覚える点として、①漢字、②専門用語、③敬語、④方言、⑤お年寄りの言葉、の5つが登場する。確かに、非漢字圏から来日したインドネシア人候補者らにとって漢字が難しい、漢語を多用する専門用語が難しい、という指摘は正しいと思われる。また、話しことばの面で、敬語や方言や高齢者の発話の理解が困難であることについてもそれぞれ納得がいく。ただ、国家試験や医療・福祉現場の日本語について、仮に日本語母語話者に感想を求めたとしても、①〜⑤と似たような回答が得られるのではないだろうか。ましてや、日本語を数ヶ月学んだだけの学習者にとって難しいのは当然である。これらはあまりに単純化されてしまっているため、本章で見てきたような日本語レベルの候補者らの学習上の問題点を正確に反映しているかは甚だ疑問である。

　上記の①〜⑤のうち、国家試験合格の困難さを述べる場面でやり玉に挙がるのは「漢字」と「専門用語」の2つである。後者についても、難しさの例として挙げられるのは、「褥瘡（ジョクソウ）」「仙骨部（センコツブ）」などの漢字であり、つまりは「漢字が難しい」ということに集約されてしまう。あまりに「漢字」の難しさだけが強調されることにより、漢字語以外の語彙

や文法事項、あるいは読解力など、日本語学習者としての候補者らが抱えるであろう問題群が、覆い隠されてしまう可能性がある[23]。「日本語の壁」「言葉の壁」という紋切り型の表現についても同様である。

これら紋切り型の表現により、詳細な議論の可能性が閉ざされてしまう危険性については、4章でも述べたとおりである。

国家試験問題の「聖域」化

分析対象とした記事では、日本語で行われる国家試験について、以下のような改善策が示される。

①試験問題にふりがなをつける。
②母国語(インドネシア語)で試験を実施する。
③英語で試験を実施する。
④受験可能回数を増やす。

いずれも、本節で見てきた「候補者にとっての日本語の壁の高さ」から当然引き出されるであろう改善策であり、現在の国家試験の存在をそのまま受け入れたうえで、どう言語的に対応するか、あるいは制度的に対応するか、という方策にとどまっている。国家試験の内容自体を考え直す、という点については、市民団体「すみだ日本語教育支援の会」が厚生労働省に対し、介護の試験用語が「介護現場でさえあまり使われないもの」を含んでいることについて、配慮を求める要望を出したことを報じた記事(2009年2月20日付朝日、朝刊31面ほか各紙)のみである。この時期の新聞の主張として前面に出てくることはない[24]。

「現場でさえ使われないもの」を国家試験から除くことは当然として、一歩進んで「現場で使う必然性がないもの」をあぶり出し、再検討する機会とするべきではないだろうか[25]。例えば、「含嗽(がんそう)」という医学用語がある。「うがい」を意味するこの語を、あえて使い続ける必然性があるのかどうか、などを吟味する必要がある。

国立国語研究所「病院の言葉」委員会編著（2009）は難解な医療用語を患者にわかりやすく説明するための工夫について、緻密な調査・検討の結果をまとめた本である。
　同書はまえがきで、「医療者が患者やその家族を相手にして使う言葉」（p. ii）について、わかりやすくすることを提案している。その一方で、「厳密な定義や用法に基づく専門家同士の『病院の言葉』」については、

　　高度に専門化された医療の分野で重宝かつ不可欠な言葉として、存分に使いこなされるべきです。非専門家が分からないからといって、専門分野の必要性を越えてまで「分かりやすく」すべきものではありません。（p. ii）

と述べている。医療者向けに書かれた同書のまえがきとしてはもっともな表現であるが、これは同時に、専門家同士のことばは内容の如何を問わず聖域化してしまうことを意味する。医療者の中に、言語面においては患者よりもさらに困難を覚えるであろう看護師候補者を受け入れる以上、「専門家同士の言葉」についても、必要性を吟味する覚悟が必要であろう。これは、看護だけではなく、介護福祉士国家試験についても当てはまることである。
　さらに、専門語彙以外においても、障壁となりうる不必要な語彙の見直しがなされるべきであろう。例えば、看護師国家試験に頻出する「我が国」という表現などは、必要性の低さという点、あからさまに日本国民を対象とした表現である点で象徴的である。単に「日本」と言い換えればよい。
　なお、本項冒頭で示した②母国語で試験を実施、③英語で試験を実施、という改善策については、後に、5章で論じた厚労省の有識者検討会で議論されることになった論点である。有識者検討会でも結局議論の深まりのないまま、日本語での試験続行となった。この点に関しては、日本語で国家試験を実施しない場合にどのような日本語能力が要求されるのか、あるいは日本語能力は前提としないのかについての詳細な議論が別途必要であると思われる。また、③は、「外国人＝英語話者」、「高度人材＝英語が堪能」といった

前提がなければ成立しえない主張であるが、対象記事中に特に説明はない。インドネシア人看護師のすべてが英語に堪能とは限らないと考えられるため、少なくとも、なぜインドネシア語母語話者に対して「英語」なのかについての説明が必要だろう。

4.5 イスラム教の描かれ方

次に、新聞における文化についての捉え方の例として、イスラム教の描かれ方について述べる。インドネシアは1990年時点で「人口の約87％がイスラームを信奉する、世界最大のムスリム人口を抱える国」（大塚ほか編2002: 185）であることから、候補者の受け入れにおいてもイスラム教への対応が焦点となった。

インドネシア人候補者の受け入れに関連する記事のうち、イスラム教について言及があった記事[26]は34件（読売11件、朝日13件、毎日5件、日経3件、産経2件）あった。一方、イスラム教以外の宗教が記事中に出現したのは、1件のみである[27]。事実上、インドネシア人＝イスラム教徒とみなした報道がなされていると言える。

「礼拝」「スカーフ」「食事の禁忌」の3点セット

イスラム教に関する記事で取り上げられるのは、イスラム教の極めて限られた側面のみである。以下、その典型的な例を示す。

> イスラム教固有の文化への配慮も大切だ。禁忌される豚肉料理を載せた皿はしっかり洗う。2人は1日5回の礼拝について、「仕事に支障がないよう時間をずらす」と回答した。女性の介護士はスカーフで頭部を覆う敬虔な信徒で、同会はその意義をお年寄りに伝える方針。（2008年12月25日付読売、東京朝刊富山面）

「1日5回の礼拝」「女性が頭部を覆うスカーフ」「禁忌される豚肉料理」の3つが取り上げられている。言わば、新聞報道におけるイスラム教「3点

セット」である。これらは、イスラム教の外面的な特徴を示すためには格好の素材ではあるが、それ以外の情報、すなわちイスラム教が、ユダヤ教やキリスト教と同一の神を信仰する一神教であることなど、宗教の本質に関わるような説明は、全記事を通じてほとんど現れない。

　また、「3点セット」のそれぞれの記述の内容についても、問題はある。以下、具体例を見ていく。

就労を妨げるものとしての礼拝
　礼拝の描かれ方については、以下のような例がある。

　　　例えば礼拝場所。彼らの多くはイスラム教徒のため、仕事中も1日5回の礼拝を欠かさない。そのため施設の一角に専用スペースを確保した。（2008年8月22日付日経、夕刊15面）

この記述からは、1日の仕事中に「5回の礼拝」すべてを行うかのようにも読める。実際は24時間に5回であり、すべてが業務時間と重なるわけではない。しかも、時間的にも融通が利くのであるが、その点には触れられていない[28]。
　また、次のような記述もある。

　　　心配された生活習慣の違いは障壁とはなっていないようだ。ホーム側はイスラム教徒の彼らのために礼拝場所を確保、決まった時間になると仕事の手を休め、祈っている。（2008年4月28日付朝日、朝刊、千葉全県・2地方面）

ここでも、「仕事の手を休めて」などとことさらに言う必要があるとも思われない。
　さらに、以下のような例もある。

受け入れが決まった当初は、「インドネシアの人にはそれまで会ったことがなく、実感がわかなかった」と飯塚さんは言う。だが、指導役を任され、インドネシア人の多くがイスラム教徒で、1日5回祈る習慣があることなどを知ると、不安になった。「もし、お年寄りを放り出してお祈りに行ってしまったら、どう指導したらいいんだろう」
　だが、心配は無用だった。お祈りは勤務時間外に行い、遅刻などもない。のみ込みも早く、すぐに戦力となった。(2009年5月14日付読売、東京朝刊17面)

　この記事は、イスラム教徒に対する素朴な先入観が解消された、という趣旨なのだろうが、候補者が「お祈り」を勤務時間外に行ったことが、就労に対する真摯な心構えによるのか、それとも単なる偶然なのかが判然としないまま残る。また、お祈りが「遅刻」と結びつけられているようにも読める。
　すでに述べたように、礼拝用の部屋を準備したという受入病院・介護施設の対応に関する報道が多かったことも踏まえて、これらの報道から得られる情報を総合すると、イスラム教の礼拝とは以下のようなものであるということになる。

　①礼拝には特別なスペースが必要である。
　②礼拝は仕事の妨げになる。

　①に関しては、「専用スペース」があるにこしたことはないが、四六時中確保しておく必要があるというものではない。また、②については、所要時間も1回につきせいぜい15分以内である。就労時間と重なる可能性に関しても、昼休み時間帯にあたる正午の礼拝を含め1日2回、多くて3回である(季節により異なる)。また、前述のように、礼拝を行う時間には幅があるため、仕事の繁閑に応じて行うことは可能である。
　新聞記事でこれらの細部に触れる必要はないと思われるが、何より、「礼拝」についての不正確な情報やマイナスイメージが、その後の報道を通じて

修正される機会はない、という点が問題である。

就労・学習を妨げるものとしてのスカーフ
　次に、イスラム教徒の女性が頭を覆うスカーフ（インドネシアでは一般的に「ジルバブ」と呼ぶ）についての記述を確認する。

　　　ヒックマさんはイスラム教徒だ。ジルバブ（頭を覆うスカーフ）を身につけ、毎日のお祈りも欠かさないが、1日約10時間は日本語学習で机に向かう。（2009年3月14日付毎日朝刊、栃木地方面）

　イスラム教やスカーフや礼拝と「日本語学習」とを結びつけている。2つ目の文は、明らかに前件と後件が論理的につながっていない。イスラム教徒で、スカーフを身につけ、毎日お祈りをしていると長時間の学習が困難である、とでも言いたいのだろうか。また、次のような例もある。

　　　ただ、イスラム教の習慣である髪を隠すためのスカーフの着け方と祈りの回数については、話し合いを重ねた。祈りは昼休みのほか、業務に差し支えない時間に一度、スカーフは清潔感を保つよう短めに巻くことに決めた。（2009年3月20日付朝日朝刊、広島1・2地方面）

　ここでも、祈りは業務に差し支えるものとして、スカーフは清潔感を損なうものとして描かれている。

禁忌は豚だけか？
　イスラム教に関して、もう1つの焦点となっているのが、食事の禁忌である。全記事のうち、イスラム教徒の食事については13回の言及があった（読売5件、朝日3件、毎日2件、日経1件、産経2件）。そのうち、具体的な禁忌の内容に触れた記事8件について、すでに引用したものを除く7記事の抜粋を以下に示す。

また、友愛会病院(大阪市住之江区)は、イスラム教徒の2人の看護師候補に配慮し4種類の食事メニュー中、2種類は豚肉を除くことを決めた。また、1日5回の礼拝のため屋上にスペースを設けることも検討中で、担当者の三谷貞敏さんは「生活習慣以外にも配慮する点は限りなくある」と話す。(2008年9月17日付産経、大阪朝刊社会面)

　宗教的な理由で豚肉やアルコールは飲食できないため、弁当を持参してもらう。(2008年11月21日付毎日朝刊、広島地方面)

　両施設は寮を用意。祈りの部屋を確保したり、施設で取る食事に豚肉を入れなかったりと宗教面の配慮もする。(2009年1月31日付朝日朝刊、三重地方面)

　ほとんどの施設はイスラム教で禁じられる豚肉を除いた食事を工夫する。(2009年1月28日付読売、大阪朝刊28面)

　2人はイスラム教徒のため、施設では給食から豚肉を除くなどの配慮をするが、就労時間や給与などの条件は日本人の職員とすべて一緒。(2009年1月30日付読売朝刊、秋田地域面)

　イスラム教徒のため、同法人は2人の昼食にイスラム教で禁じられている豚肉が入らないように配慮し、(以下略)(2009年1月30日付読売朝刊、鳥取地域面)

　他の2人はイスラム教徒。信仰上、豚肉を食べないため弁当を持参し、お祈りは休憩時間に行う。(2009年2月6日付毎日、大阪夕刊11面)

　以上はほとんどが「受入病院・介護施設による候補者への配慮」という文

脈である。だが、ここで問題なのは、これらの表現では、食品では豚肉だけが禁忌であるかのように受け止められかねない、という点である。大塚ほか編（2002）によれば「豚肉、死肉、偶像に捧げられた動物の肉、血などが禁じられている。牛、羊、山羊、鶏等についてはアッラーの名によって屠り、血抜きをすることがイスラーム法で決められている」(p. 785)。つまり、鶏肉であろうと牛肉であろうと、イスラム教徒が、祈りのことばを唱えながら屠ったものでなければ、食べることが許されないということである。したがって、豚肉だけが禁忌の対象であるかのような記述は、誤りと言ってよい。日本在住のイスラム教徒が、本来は食べることが許されていないが、「やむをえず一般の商品で間に合わせる場合もある」(山口 2009: 234)という状況は踏まえておくべきだろう。

　以上見てきたように、誤解や歪曲に基づいた「3点セット」が繰り返し取り上げられる一方で、イスラム教について、その他の情報が与えられることはない。イスラム教に関する報道について、サイード(2003)は、

　　今日イスラームというものが描かれるとき、そこで犯される誤った表
　　象や歪曲が意味するのは、理解したいという純粋な欲望でもなければ、
　　そこに厳として存在する見るべきもの聞くべきものを進んで見たい、聞
　　きたいという意志でもない。(p. iv)

と述べている。サイードの批判は、欧米のマスメディアや研究者がイスラームを脅威と見なし、テロリズムの源泉と見なす一連の偏見に満ちた報道や論説に対してのものではあるが、本章で分析した日本の新聞報道も、同質の問題を孕んでいることを指摘しておきたい。

4.6　まとめ

　以上、インドネシア人候補者一期生の来日の前後から、1年間の報道に焦点を当てて論じてきた。候補者の人となりが、あまりに画一的に理想化されて描かれており、受入病院・介護施設との良好な関係が強調されていること

がわかった。

また、候補者の日本語能力についても、過小評価されたり、カタカナで表記されたり、母語話者の子どもと同一視するような扱いがなされたりしていた。

イスラム教については、礼拝・スカーフ・食習慣といった「3点セット」について、偏見を含んでいたり、単純化された報道が、イスラム教に関する誤解や偏見を招来する可能性を指摘した。

5 国家試験合格率についての報道

2009年7月以降の報道については、基本的にインドネシア人候補者来日初期の報道と問題の構造は変わらない。フィリピン人候補者の受け入れにおいても、受入病院・介護施設との「蜜月ぶり」が描かれることが多い。一方、キリスト教徒が多数派を占めるフィリピン人については、宗教の話題はほとんど見られない。これは、キリスト教が日本において特に新奇なものではないからであろう。ベトナム人の受け入れについては、3.4で述べたとおり、記事自体が少ない。

ただ、初期とは異なる事情もある。国家試験に合格したり、帰国する候補者が現れ始める。また、候補者に対する配慮から、国家試験の見直しやその他制度の見直しが行われた事実も報道される。また、丸山・三橋（2013b）で示されたような、国家試験合格後の候補者が直面する日本語面での新たな課題についての報道も見られるようになる。

本節では、初期の報道には現れ得なかった問題点として、国家試験合格率に関する報道について述べる。

5.1 候補者の合格率の不適切な扱い

来日年度を問わず一括りの合格率

看護師候補者が初めて国家試験を受験した2009年の国家試験合格発表時は、合格者がいなかった。翌2010年、インドネシア人候補者2名と、フィ

6章　候補者受け入れに関する新聞報道　145

リピン人候補者1名が合格し、「合格率」が話題となる。例えば2010年3月27日付日経朝刊2面の「看護師に外国人3人合格、日本語読解が壁、制度整備も課題」という報道である。以下、引用する。

　厚生労働省は26日、経済連携協定（EPA）に基づいて来日したインドネシア人とフィリピン人の計3人が看護師の国家試験に合格したと発表した。EPAで入国した外国人の合格は初めて。①ただ、合格率は1％強で、全体の合格率（89.5％）を大きく下回る。高齢化で看護師・介護士のニーズが高まる中で、日本語による試験のあり方を含め、受け入れ政策の見直しを迫られる。

　EPAによって看護師候補として来日したインドネシア人は2008～09年度に277人。フィリピンからは09年度に初めて93人が来日した。今回受験したのは計254人で②合格率は1.2％。昨年はインドネシア人82人が国家試験を受けたが合格者はゼロだった。看護師の国家試験では日本人の場合は7～9割が合格する。外国人の合格率が極端に低い要因は「日本語の壁」にある。

　都内の河北総合病院は09年2月に2人の看護師候補を受け入れた。看護師試験に向けて看護部の担当者が学習プランを作成。仕事後に看護師らがボランティアで日本語を教える毎日だ。だが1人は1年たった今も漢字の読み書きができない。担当者は「最初はあいさつもできなかった。試験問題の解読は極めてハードルが高い」と話す。

　不合格だった外国人は来年の試験へ向け勉強を再開することになる。受験機会は3回まで。認められた滞在期間は3年。また、介護福祉士を目指す外国人は滞在期間は4年。3年の実務経験を経て受験資格を取得するため、受験は事実上1回のみ。受け入れ病院でおむつ交換などの看護補助作業をしながら、専門知識や技術を学び、日本語を勉強するケースが多い。

　看護研修や日本語の学習費用は多くの場合は施設が担う。インドネシア人を受け入れている病院関係者は「現場の負担を考えると追加受け入

れは考えられない」と話す。雇用情勢の悪化で医療分野で働こうとする日本人が増えたこともあり、10年度に外国人看護師・介護士候補の受け入れを希望した施設は前年度の4割ほどに落ち込んだ。

　長妻昭厚生労働相は26日、「3人合格したのは喜ばしい。日本人でも難しい言葉をどう変えていくかが課題だ」と指摘。岡田克也外相も「言葉の壁が必要以上に阻害要因にならない工夫がいる」と話した。政府は試験問題での専門用語の簡単な言い換えなどを検討する構え。10年度予算で日本語能力を高めるための費用を助成するなど支援策を拡充する。

　他の主要国に比べて日本は外国人労働力の位置付けがはっきりせず、受け入れのための制度整備も怠ってきた。政府はインドネシア、フィリピンともに最初の2年間で約400人の看護師受け入れを掲げている。ただ、日本行きを希望する人は少なく、合格者が増えないまま定員割れに拍車がかかる可能性が高い。

　この記事では、看護師候補者の合格率と、全体の合格率（89.5％）を比較している。その後、受入病院が候補者の研修に苦慮していることが紹介され、政府が対応を検討していることが伝えられる。

　日本語母語話者がほとんどを占める「全体」の合格率とを単純に比較することは適切ではない。1点目として、候補者の受験者には、来日1年目と、来日2年目の候補者が混在している点を考慮していない点が挙げられる。来日1年目の受験者は、協定上の6ヶ月の日本語研修を終えて1ヶ月も経っていない段階での受験である。この点は割り引いて考える必要があるだろう。

　2点目として、そもそも、候補者は3年間の滞日の間に、3回の受験が認められている。その間、日本語能力も、日本の看護の知識についても、伸びていくことが想定される。つまり、最終的に、3年目の結果を見なければ、EPAの枠組みの成否を問うことはできないことになる。この「1％強」、あるいは「1.2％」という表現については、日経以外の4紙でも同様に取り上

げている。さらに、「1％」を見出しに取った記事も存在した（「外国人看護師3人合格　受け入れ後初、合格率1％　厚い壁、欠かせぬ支援」2010年3月27日付朝日、大阪朝刊3面）。見出しだけを見る読者にとっては、「1％」という情報が唯一の情報となってしまう。

　以上は、4章の国会での議論と同様の問題点である。制度批判・政府批判をするための戦術として、合格率の低さを強調していると考えることができる。ただ、細部の説明がないため、読者の側に誤った印象を与える恐れがある点で、適切な数字の使用とは言えない。

　2013年には、2009年度に来日した候補者が、最終的に合格したか否かを示す「累積合格者数」や、当初来日者に占める合格率（19.9％）[29]も見られるようになるが[30]、その記事の見出しは「EPA看護師候補、合格率9.6％どまり」であり、相変わらず候補者全体を一括りに扱った数字が採用されている。

読者の投書

　これらの不適切な数字に、読者も反応している。2012年の読売新聞の例を挙げると、読売が看護師候補者の合格率が11.3％である旨を報じた後、読者投稿欄（「気流」）に以下のような投書が載った。抜粋を2件挙げる。

　　経済連携協定（EPA）に基づき、インドネシアとフィリピンから来日した看護師候補者のうち、今年は計47人が国家試験に合格した。11.3％の合格率は依然として低い。（2012年3月29日付読売、東京朝刊12面）

　　日本の看護師不足を補うために、経済連携協定（EPA）に基づき、インドネシアとフィリピンから受け入れた看護師候補者にも資格取得の門戸が開かれています。しかし、来日した看護師候補者の国家試験合格率は11％ほどで、全体の合格率90％を大きく下回っているそうです。母国で看護師資格を持っているにもかかわらず、日本語の壁に阻まれ、合格

するのが難しいようです。(2012年4月10日付読売、東京朝刊10面)

　この投書者らが、読売に投書する際に「11.3％」「11％ほど」という数字に言及していることを考えると、読売の報道が影響している可能性が高いとみてよいだろう。

6　本章のまとめ

　本章では、EPAに基づく看護師・介護福祉士候補者受け入れに関する新聞報道について、つぶさに見てきたが、言語や文化の観点に主眼をおいた「外国人受け入れ報道」としては、改善の余地が大きいと思われる。

　とりわけ、今後日本語を母語としない人々が増加の一途を辿るであろう日本の現状を考えれば、非母語話者による日本語学習についての適切な理解が必要である。中でも、「小学校○年生レベル」という表現は、学習者を、知能や精神の発達レベルの面で低く捉える危険性があることを強く認識すべきだろう。このことは、日本語非母語話者の日本語学習と、母語話者の日本語学習の違いを覆い隠してしまう点でも問題がある。「3500語、漢字700字を習得」などという数値よりも単純明快で分かりやすい表現だけに、その影響力は強いと思われる。この問題は、3章で見た、候補者の日本語能力を測る基準があいまいである、という問題点とも関連するであろう。

　また、学習者らが日本語の何に困難を感じているのか、彼女／彼らにどこまでの日本語能力を求めるのか、さらに言えば、そもそも当然のように日本語の習得を要求すべきなのかを再考する必要があるだろう。

　さらに、国家試験に用いられる語彙や試験の運用方法の改定や医療・福祉現場における言語使用の見直しなど、受け入れ社会側の制度、慣行、意識の問題については、今後の議論の展開が必要な部分が多い。多数派の側の意識の問題としては、非母語話者の話す日本語をカタカナ表記するという慣行についても、改める必要があると考えられる。

　宗教についての報道も同様である。イスラム教を異物として扱い、3点

セットを取り上げて事足れりとする報道のあり方から、脱却すべきだろう。

　ここ数年は、イスラム教徒の訪日観光客の増加などから、礼拝需要やハラル食品[31]に対応する商業施設や食品メーカーなどが増えた。そのことにより、新聞報道で「ハラル」が取り上げられる件数が増え、少なくとも、目にする機会が多くなっている。それに伴い、理解もある程度深まっていると思われる。ただ、一方で、イスラム過激派によるテロの直後に、モスクに嫌がらせの電話がかかるなど、イスラム教に対する偏見が根強いことがうかがえる。候補者についての報道では、「危険」「テロ」などと結びつけられる例はなかったが、イスラム教の教義や実践を否定的に解釈し、単純化して捉える姿勢は通底しているように思われる。本書の分析の範囲では登場しないが、2016年1月にも、毎日新聞が日本人イスラム教徒を取材し、本人の意思に反して、スカーフ着用などで「差別されるイスラム教徒」として描いたことが問題となった[32]。これも別の意味で単純化であると言える。

　日本の大手新聞に必要なのは、候補者らを人間として扱うことであり、言語と文化の問題については単純化を排し、最低限、誤解を招かない情報を伝えることであろう。不適切な計算の基にはじき出された「合格率」を一人歩きさせるような報道を改善することも含まれる。言わば報道機関としての基本姿勢の問題である。

注

1　本章は、布尾（2009）「インドネシア人看護師・介護福祉士候補者受け入れに関する新聞報道—「日本語」と「イスラム教」をめぐる記述の問題点について—」を土台としている。2009年以降の新聞報道も分析対象に加え、新たな観点からの分析も行うなど大幅な加筆・修正を行った。
2　管見の限りでは、EPAに関する新聞報道の分析を行った研究は少ない。布尾（2009）のほか、宮本ほか（2014a、2014b）があるが、宮本らの報告は、EPAに基づき来日した介護福祉士候補者がいかに日本社会に定着していくかが論点であり、日本語教育政策を中心としたものではない。
3　本書では詳細には論じないが、新聞が地方面で候補者について報じる際に、写真を伴う好意的な記事が多い。このことは、地方面で取り上げる話題として、内容

面においても、視覚的要素においても、「その地方で受け入れられ、活躍する外国人」である候補者が好まれる、ということを示唆しているように思われる。
4 4章で扱った国会会議録は話しことばによるやりとりがデータであり、表現の揺れが大きいため、検索の際「自由貿易協定」などもキーワードに含めた。一方、新聞報道の場合、候補者をテーマとした記事では、正式名称である「経済連携協定」を使用していることがほとんどであることから、キーワードを絞った。初期の報道では「自由貿易協定」という語が使われる場合があるが、政府間の交渉過程を話題としたものが多く、本章の議論との関わりは深くない。
5 読売、朝日、日経は2014年9月10日に検索を行い、その後の記事については2015年2月25～28日に追加検索した。毎日については、2015年1月12日に、産経については2015年3月16日に記事を検索した。また、著作権等の問題により、オンライン記事検索で記事本文が表示できない記事（読売2件、日経1件）については、縮刷版、あるいは読売新聞社の記事コピーサービスを利用して参照した。
6 同一ページに関連する内容が2つの記事として掲載されている場合や、用語解説だけが別立てになっている記事なども、新聞社のデータベースに基づき独立した記事と数えている。また、内容的にほぼ重複する地方版の記事が一部あるが、見出しや内容の一部が異なるなど、同一と見なす基準の設定が困難であるため、同様に独立した記事として数えた。
7 「経済連携協定」の話題と介護の話題に別々に言及するなど、候補者の受け入れに関係しない記事を除いた。首相の所信表明演説や政党の選挙公約を並べた記事などが典型例である。また、後述するように、毎日以外の各紙ではTPP（Trans Pacific Partnership）を「環太平洋経済連携協定」「環太平洋戦略的経済連携協定」と訳しているため、候補者受け入れと無関係であっても、検索結果に含まれてしまう。それらの記事についても除いた。
8 その他、産経がフィリピンやインドネシアに支局を置いておらず、それらの地域からのニュースを通信社電に頼っていることも影響している可能性がある。
9 2001年9月にも読売の記事が1件あるが、日本とシンガポールの間のEPAの話題で、看護師をはじめとした資格の相互承認制度が検討課題の1つとして紹介されているのみである。
10 インドネシア人候補者受け入れの報道については、本章4節で詳細に論じる。
11 「介護福祉士、初の合格　インドネシア出身　アグンさんEPAで来日」（2013年4月3日付読売、東京朝刊、山形南面）など。
12 「（回顧2010）救急のプロへEPAで来日、看護師になったエヴァーさん」（2010年12月22日付朝日、朝刊、栃木全県・1地方面）など。
13 2011年3月の記事数がさほど多くないことについては、同月、国家試験合格発表

前に起こった東日本大震災の影響が大きかったと考えられる。新聞も、紙面の多くを震災報道に割いていた。
14 EPA 締結時点で看護師・介護福祉士候補者の受け入れが正式に決まっていなかったため、4章で分析した国会での議論でもほとんど登場しないことも合わせて考えると、ベトナム EPA についての動向が一般に知られる機会は少なかったのではないかと思われる。
15 フィリピン EPA が主題ではあるが、インドネシア EPA の候補者受け入れに言及している記事も含まれている。
16 彼女／彼らの実態がそうでないというつもりはない。あまりにも描かれ方が均質的にすぎる、という点を指摘しておきたい。
17 他にも、「[撮 pic] 異国で学ぶ介護」(2009 年 2 月 17 日付読売、夕刊 8 面) がある。
18 イスラム教に関する報道の問題点については、後述する。
19 中には、受入病院・介護施設側が候補者に何らかの譲歩を求めたケースもある。「イスラム教の習慣である髪を隠すためのスカーフの着け方と祈りの回数については、話し合いを重ねた。祈りは昼休みのほか、業務に差し支えない時間に一度、スカーフは清潔感を保つよう短めに巻くことに決めた」(2009 年 3 月 20 日付朝日、朝刊、広島 1・2 地方面) とあるが、これは全記事中 1 件と、例外的である。この介護施設についても、他の部分では肯定的に描かれている。
20 この記事には他にも問題点がある。引用中の「年末の日本語 3 級試験」は、毎年 12 月に実施される日本語能力試験の 3 級を指すと思われる。だが 3 級は「日本語を 300 時間程度学習し、初級日本語コースを修了したレベル」(http://www.jlpt.jp/j/about/content.html (2009 年 9 月 28 日閲覧)、ふりがなは除いて引用) であり、「高校生から大学生レベル」という表現は不適切である。一方、同一記事の冒頭部分では、同じ試験が「日本語検定の 3 級」と表現されている。「日本語検定」という試験は実在するが、敬語や漢字、語彙などの知識を問う試験であり、日本語非母語話者を対象としたものではない。また、2009 年度第 2 回の試験は 11 月 6・7 日実施、3 級のレベルは高校生〜社会人程度である (http://www.nihongoken-tei.jp/index.html (2009 年 9 月 28 日閲覧))。いずれも、「年末」「高校生から大学生レベル」という本記事の記述にそぐわない。
21 カギかっこが用いられているが、引用であるのか否かは明示されていない。仮に引用であったとしても、記事として流布する前に新聞社としてその是非を判断することが求められるだろう。
22 候補者受け入れに関する報道ではないが、2015 年に至っても、介護の技能実習生受け入れに関する有識者検討会の議論についての報道で「外国人の介護実習生、『低学年程度』に日本語条件緩和」(2015 年 1 月 27 日付朝日朝刊 4 面) と、見出しに「低学年程度」が使われている。

23 3章で述べたとおり、2013年実施の国家試験からは、候補者は、すべての漢字にふりがなが付けられた試験問題を選択することができるようになった。新聞報道にあるとおり、漢字の難しさが主要因なのであれば、主たる障害が除去されたことになるが、それにより合格率が飛躍的に上昇したわけではない。
24 後に、候補者の合格率が低迷し、厚労省も有識者検討会を設けて候補者に対する配慮を行う時期(5章参照)には、新聞もそのような主張を行うようになる。
25 この点については、2007年11月1日開催の文化庁文化審議会国語分科会日本語教育小委員会において、AOTS の春原憲一郎・AOTS 日本語教育センター長が、専門用語を減らしていくべきだとの趣旨の指摘をしている。(文化庁ウェブサイト「第4回国語分科会日本語教育小委員会・議事録」、http://www.bunka.go.jp/seisaku/bunkashingikai/kokugo/nihongo/nihongo_04/gijiroku.html、2016年8月26日閲覧)
26 以下のように、イスラム教への対応と考えられるが、そう特定しがたいものは除いた。「施設が今月設立した準備委員会では、職員向けにインドネシアの習慣などを勉強する機会を設け、簡易的な宗教施設を設けることも検討するという。」(2008年8月23日付毎日、朝刊、茨城地方版)。なお、宗教名に言及していなくても、「礼拝」の写真でイスラム教であることがほぼ明らかなもの(2009年2月17日付読売、西部夕刊8面)は含めた。
27 具体的には、「慣れない異国の生活で、土日は寮の部屋で休むことが多い2人。最近いくらか余裕が出来て、日曜日に山口ザビエル記念聖堂に礼拝に行ったという。『今度は温泉に入ってみたい』と話した」(2009年3月22日付朝日、朝刊、山口地方面)という記述である。宗教名(カトリック)が明示されていないうえ、宗教行為というよりはあたかも余暇の過ごし方の1つ、という扱いである。
28 大塚ほか編(2002)によれば、午後の礼拝は「物の影が本体と同じ長さになった時から日没までに行」(p. 417)うという。日没の時刻によって変動はするが、1〜3時間程度の時間の幅が許容されていることになる。
29 3章2節で示したとおり、本書では、この計算方法をとっている。
30 2013年3月26日付朝日朝刊5面。
31 イスラム教で宗教的に「許されたもの」を指す。日本の報道では、イスラム教徒が食べられる食品という意味の「ハラルフード」(「ハラル食品」)について用いられることが多いようである。
32 YAHOO!JAPAN ニュース「ムスリム女性「異なる人物像、独り歩き」毎日新聞が陳謝、第三者機関で審議へ」(http://bylines.news.yahoo.co.jp/yanaihitofumi/20160225-00054728/、2016年4月11日閲覧)

7章　結論——候補者受け入れから学ぶべきこと

1　本書のまとめ

以下、
　①「候補者に対する日本語教育をめぐる問題」
　②「日本語教育政策の成立過程に見られる問題」
　③「言語(教育)観・文化観」
の3つの観点から、本書における分析のまとめと主張を述べる。

1.1　候補者に対する日本語教育をめぐる問題

　候補者に対する日本語教育をめぐって生じている問題については、主として、3章で、政府による公表情報や新聞報道、先行研究に基づいて述べた。候補者に求められる能力のあいまいさや、評価基準の不在、学習支援者・リソースの不十分さ、そして、目標言語調査などの調査の不足が見られた。すなわち、「だれが」、「何を目標に」、「何を使って」、「どのように」教えるか、という、教育の根本的な要素が不透明になっている。日本政府の対応策としては、総じて、「学習機会(学習時間)」「補助金」「教材」を逐次増やしていく、という対症療法に終始していると言える。
　この中でとりわけ、調査の不足や評価基準の不在については、他の問題にもつながる、根の深い問題である。日本語能力試験が事実上唯一の尺度になってしまっていることなどは、候補者の受け入れに限った話ではなく、日本語教育の普遍的な課題でもある。

また、省庁縦割りの問題、単年度の公募で研修機関が決まることによる弊害などは、現在でも変わっていないと思われる。教師の継続的な雇用が不可能で、人材の散逸が続いている状況である。

また、調査が難しい点も挙げられる。目標言語調査をしようにも、個人情報等の制約があり、病院や介護施設での調査はままならない。さらに言えば、個人が研究費を調達して研究することを迫られる現状では、研究が遂行できるか否かは調査者の資金力に左右される。また、研究者個人がそれぞれのつてで研究に取り組んでいるため、研究チームの組織や調査協力者の開拓も、属人的な要素が強くなる。加えて、個別の関心に応じて調査を行っているため、データに汎用性がないことが多いことも指摘できよう。

これらのうち、調査の不足や評価基準の不在の問題点は、4章〜6章の分析においても当てはまるものであった。

1.2　日本語教育政策の成立過程に見られる問題

次に、日本語教育政策の成立過程に見られる問題についてまとめる。本書では、4章において国会での議論を分析し、議員らによる問題意識を持っていることを強調するパフォーマンスや、「大丈夫ですか―しっかりやります」型のやりとりなど、内実の乏しい議論が展開されていることを確認した。また、5章においては厚生労働省の有識者検討会での議論を分析し、人選の偏りなど、様々な問題を見いだした。

これらを見る限り、国会や有識者検討会において透明かつ実のある議論が行われているとは言えず、お世辞にも言語教育政策の立案過程と呼びうるものはなかった。3章で述べた実態も含めて言えば、総じて、候補者に対する日本語教育は、外務省、経済産業省、厚労省が行政の一環として、行き当たりばったりに処理している、と言ってよい。その際、日本語教育などの専門家が公式な議論の場に呼ばれることもなく、一般の市民や当事者がまったくあずかり知らないところで話が決まることがあることがわかった（例えば5章の有識者検討会2）。言語教育（およびその専門家）があまりにも軽視されていることは問題である。

また、言語教育の観点から見て正当化しがたいやりとりのうえでものごとが決まっていることも判明した。例えば、5章で見たように、弱視者に対する配慮として試験時間を延長しているので、候補者についてもそれと同じだけ延長する、といった、根拠の薄弱なやりとりである。
　そのこととも関連するが、言語教育政策を企画・立案する際に行うべき調査が軽視されていることも、随所で明らかになった。この点は、国会での議論、厚労省の検討会ともに当てはまる。
　また、上記の議論の過程で、中国帰国者や、難民受け入れの際の日本語教育の知見が議論に上ることもなければ（山本 2014）、文化庁で議論されている生活者に対する日本語教育の議論が参照されることもなかった。すなわち、過去の経験が継承されないうえ、他の省庁での議論も共有されていないのである。
　全体として、EPA に基づく候補者受け入れは、人間を人間として扱わない政策であったと言ってよいだろう。例を挙げるなら、受け入れについて決定権がある国会での議論でも、「やってみなければわからない」というのが基本的な論調であった（4章）。その結果として、看護・介護の現場や国家試験でどのような日本語が使われているかといった目標言語調査など、必要な調査もせず、その場しのぎの対応策を繰り返してきた（3章、5章）。候補者について、予算、合格率（4章、6章）などの数値の増減のみで語る点も、人間ではなく、ものとして扱っているように思われる。これらの背景として、候補者の受け入れが、経済連携協定の交渉の過程で、農産物や工業製品の関税の駆け引きの材料の1つとして決まった（交渉の経緯を記述した安里 2008 ほか）ことがあると考えられる。

1.3　言語（教育）観・文化観

　言語（教育）観・文化観については、4章から6章における国会での議論、有識者検討会における議論、新聞報道の分析から明らかにしてきた。
　まず、言語観・言語教育観については、1点目として、候補者らが日本語を学習し、日本語による国家試験を受験することを自明視していた点、ある

いは、日本流の看護・介護を行うことを当然視する点では、候補者受け入れに対する日本政府の発想は明らかに同化主義的（山本 2014 ほか）であった。その点については、日本看護協会も同様である。新聞についても、受け入れの姿勢を示し、候補者に対しては同情的ではあるが、「日本なのだから日本語で」、という前提で議論していた。日本語以外の試験を認めてもよいのではないか、という主張が見られるようになるのは、国家試験合格率が低いことが取りざたされてからである。国家試験の日本語の改善など、日本語非母語話者に対する配慮の萌芽は見られるが、その配慮も候補者に限ったものであり、外交的な配慮の域を出ていない。

　また、2点目として、「日本語の壁」という紋切り型の比喩や「漢字は難しい」「専門用語は難しい」という議論の単純化が見られた。その影で、真に重要な観点である、看護・介護の専門日本語への配慮は希薄であった。

　言語の評価の面でも、「小学校4年生レベル」といった表現が散見された。これらには、政策立案の段階で日本語能力をきちんと評価することの必要性が軽視されていることも関連していると思われる。

　また、文化の面、とりわけ、インドネシアからの候補者の受け入れの際に焦点が当たったイスラム教の理解に関しても、単純化が目立った。イスラム教の「礼拝」、「食事制限」、「スカーフ」の3点セットを「障害となるもの」として単純化して語り、他の重要な側面がないがしろにされていることも明らかになった。これらは、新聞報道の特徴として挙げられよう。また、受入病院・介護施設が礼拝室を準備することをことさらに取り上げて称揚する「おもてなし」の発想も見られた。総じて、言語・文化について、皮相的な捉え方にとどまっていると言える。

　また、国会でのやりとりで見た、「単一民族」「生物学」の神話を持ち出す質疑や、外国人を犯罪と結びつける答弁などは、事例の数は少ないとはいえ、放置してよい問題ではないだろう。

2 今後の課題と展望

では、それらの問題点を解決するにはどのような方策があるだろうか。以下、各章で断片的に記述してきたことをまとめる。また、候補者受け入れの議論を通じて抜け落ちていた、母語教育・継承語についても触れる。

2.1 「日本語の作り直し」

まず、候補者の日本語能力や、日本語学習については、情報弱者に対する情報保障の議論から、「ユニバーサルデザイン」[1]の概念が援用できる（布尾 2015）。国家試験を看護師・介護福祉士候補者向けにやさしくするのは、他の外国人受験者や、日本人受験者のためにもなる、という発想は、まさしくユニバーサルデザインの考え方である。

課題として、まず、目標言語の、どのような点がわかりにくいかの調査が必要である。国家試験問題の言語的な分析のほかに、実際に試験を受ける候補者が何を難しいと感じるかを知ることが重要である。日本語教育学会の看護と介護の日本語教育ワーキンググループの報告書（日本語教育学会　看護と介護の日本語教育ワーキンググループ (2012)）や、国立国語研究所「病院の言葉」委員会編著 (2009) は、研究者、あるいは日本語母語話者が「難しい」と判定したものが中心であったが、候補者ら当事者がどのように受け止めるかという調査も必要だろう。チュウ太プロジェクトチーム (2011) による『かいごたん 808』のような、目標言語のうち「どうしても外せない用語」の抽出の例も参考になるのではないだろうか。

しかるべき調査を経て、問題の所在がわかったところで、次に何をするかを検討すべきである。その際、ユニバーサルデザインの観点が応用できる。国家試験の問題文における主語の欠落や、日常生活で見かけることのない語彙などを除外し、できるだけだれにとってもわかりやすくすることなどがそれである。

そのうえで、日本語の運用能力において不利を抱える候補者らに対する「合理的配慮」については、個別の検討が必要であろう。国家試験の問題文

で、病名や人名に英語を付記する、あるいは、問題文を総ルビにする、試験時間を延長する、などの対応策がそれにあたる。

　ただ、何がわかりやすいかは、人によって異なる。その配慮を受けるかどうかの選択の権利が認められていることが望ましい。例えば、日本語母語話者や、漢字をある程度以上習得した学習者にとって、総ルビはかえって読解の妨げになるだろう[2]。自分に合ったものを「選べる」ということが重要である。そして、候補者が総ルビの問題用紙を選べるという点で、それは一部実現されている。当事者の選択に委ねることは、松尾ほか(2013)が外国人・ろう者・難聴者・知的障害者に対する情報保障について、「情報保障に必要なのは、人間の多様性をきちんと把握したうえで、情報のかたちをその人にあわせることです」(p.25)と述べる際の問題意識と重なる。

　著者の考えを図式化すると、以下の3段階となる。

　　①目標言語の調査および対象者に対する調査を行い、言語の面で障害となっているものの姿や性質を明らかにする。(だれにとって何がわかりにくいかの具体的な調査)
　　　　　　↓
　　②その言語の母語話者にとってもわかりにくい点などは、ユニバーサルデザインの観点から、だれにでもわかりやすいよう変更する。
　　　　　　↓
　　③情報弱者に対する個別の配慮を行う。(本人が選択できることが望ましい)

　以上は、看護師国家試験のみならず、法律・国家試験・病院でのやりとり、警察でのやりとり、役所での手続き、携帯電話の契約など、さまざまな局面において言えることである。受入病院・介護施設の中には、「候補者がきてくれたことで、日本語について考えるきっかけになった」との声もある。布尾(2015)でも指摘したとおり、不必要に難解な日本語を、だれにとってもわかりやすいものにする「日本語の作り直し」[3]の好機と捉えてもよい

のではないだろうか。

　抜本的に作り直すことが難しい場合でも、選択肢を提供することは可能である。本書で取り上げた看護師・介護福祉士国家試験以外の場面でも、選択肢を増やすことはできる。地方自治体のウェブサイトを例に挙げると、ルビの有無の選択、やさしい日本語版の選択、意味の表示の有無の選択、希望する言語の選択などが思い浮かぶ。予算や人的資源の制約はあるだろうが、情報通信技術を駆使すれば、実現は可能だと思われる。そして、静岡県浜松市のように、実現している自治体もある[4]。

　今後の日本社会においては、日本語を母語としない人々が増えていくと考えられる。それに伴い、使用される言語の多様性も増す。情報を提供するにも、お互いにやりとりするにも、多言語化だけではコスト面・人的資源の面で限界がある。それを考えれば、候補者のみ特別扱いの「配慮」ではなく、日本語を母語としない人々に普遍的に適用できる仕組みの構築が必要である。日本語母語話者も含めて「だれにでもやさしい」というユニバーサルデザインの実現が第一歩であるが、日本語非母語話者に対しては、それからさらに一歩踏み込んだ「やさしさ」が求められる（布尾 2015）。その際、受け手の声に耳を傾け、協働して最善の道を模索する必要がある。だれもが住みやすい社会を形作るためには、「日本語の作り直し」が鍵となるだろう。

2.2　立法・行政レベルの問題

　立法・行政レベルの問題として、まず必要なのは縦割り行政の解消である。その弊害は、2章の候補者受け入れの経緯、3章の制度の問題点で見たとおりである。経済産業省と外務省に分かれて、それぞれが日本語研修機関を公募して6ヶ月研修を実施するなどといった縦割りは、日本語教育の観点から見れば、マイナスこそあれ、プラスはありそうにない。

　単年度入札の弊害も、3章で指摘したとおりであり、教師を継続的に雇用できないなどの問題もある。研修機関・教師とも、少なくとも3年〜5年の契約をして、初めて成果を問うべきであろう。成果を問うための尺度として、入札のあり方も問題になる。現状では、研修機関の研修成果を問う評価

基準が存在しないからである。

　幾度も繰り返し述べてきたことであるが、目標言語の調査を行い、教育目標および達成度の基準を定める必要がある。日本語能力試験だけを金科玉条視して唯一の尺度としていてはならない。看護・介護の日本語のための評価基準が必要である。そのためには、事前研修、6ヶ月研修に参加している間、就労開始後、国家試験合格後にいたるまでを継続的に調査する、縦断的調査が必要になるであろう。それぞれの段階でどのような日本語教育・学習支援が必要かを判断し、それに応じた教材を作成することも必要になる。

　そのための研究は国家としての仕事である。現状では、研究者が、科学研究費補助金や民間の研究助成などを得て、個別に研究をしている。研究費が継続的に取得できないことによる研究の中断や、それぞれがバラバラに申請していることにより、それぞれが小規模な研究になってしまったり、重複が生じてしまったりしている。また、地方自治体がそれぞれに支援を行っている点も、効率的とはいえない。例えば、静岡県が出版した介護福祉士候補者向けの国家試験対策用ワークブック（聖隷福祉事業団編 2011）も、候補者が学習しやすいように工夫されているが、出版という形を取っていないため、利用者が限定されている。東京都も、東京都立の首都大学東京と提携して多様な試みを行っているが、全国規模に波及する試みとは言えない。

　そういった研究は、国の責任で政策の一部に組み込む形で研究費をつけ、病院や介護施設の調査許可も得て、10年単位で取り組むべきことがらであろう。フィリピン人候補者の受け入れの際にフィリピン上院の承認に時間を要したことから、1年半の時間があったにもかかわらず、インドネシアからの候補者受け入れの議論の段階で、なんら知見の深まりが見られなかったことは、4章で指摘したとおりであるが、過去の反省点は活かす必要がある。

　とりわけ、受け入れ開始前後の数年間はそのような調査に予算を割き、国が主導して研究・教材開発を進めるべきであろう。それが、生身の人間である候補者を受け入れるにあたって、国が当然担うべき責任である。中国帰国者や難民や生活者に対する日本語教育など、他の分野の日本語教育の議論を参照することは、その基礎作業となる。

そのためには、研究機関として、「国立日本語教育研究所」(日本語教育政策マスタープラン研究会 2010)のような、調査から言語教育政策の立案までを責任を持って担当できる機関も必要である。

また、言語教育政策についての議論の進め方、という観点では、国会を、決まったことを長々と述べたり「パフォーマンス」を競う場とするのではなく、言語(教育)や文化について緻密な議論を行う場とすべきだろう。百歩譲って、国会の場は、決まったことの確認の場にすぎないとするなら、少なくともその前の段階で以上のような論点は整理しておく必要があろう。また、省庁レベルでの議論でも、有識者検討会やパブリックコメントの募集をアリバイ作りに用いるのではなく、言語教育の専門性を尊重し、緻密な調査をしたうえで検討すべきである。

ここで、政策立案のうえで改善すべきであろうと思われる点を提言の形で列挙する。

- 言語教育を含む制度を立ち上げる際には調査研究費用も予算計上し(複数年度予算)、目標言語調査、学習についての調査を行う。
- 言語能力の評価基準を開発する(日本語能力試験のみに依拠しない)。
- 他分野の日本語教育の議論を参照する。
- 行政の縦割りを廃し、一元化する。
- 日本語教育・言語教育について専門的な議論や調査を行うための場を設ける(例:シンクタンクとして「国立日本語教育研究所」を創設)。

無論、これらの前提として、政策立案に関与する人間が、非母語話者に対する日本語教育の特徴や重要性について認識する必要がある。次に述べる「言語(教育)観・文化観」にも深く関わる問題である。

2.3 言語(教育)観・文化観の問題

日本語や日本語教育についての捉え方に関しては、「日本語の壁」「漢字が難しい」といった、紋切り型／単純化を排するのは困難であろう。そのほう

が「わかった気になれる」からである。カリキュラムの検討など、詳細に議論することが必要な局面では、それだけでは不足するということを、日本語教育関係者がマスメディアや社会に対して地道に訴え続けていくほかはない。

一方で、「小学校3年生レベルの日本語力」といった事実誤認は、強く否定していくべきであろう。また、新聞が日本語非母語話者による発話をカタカナで記す、といった慣習も、非母語話者の話す日本語はまともな日本語ではない、と言っているに等しい。新聞社は率先してやめるべきである。外国人を犯罪と結びつける議論や「単一民族社会」についても同様に、それが差別を生む温床であることを知らしめると同時に、事実を積み上げることで、対抗するための議論を紡いでいくしかない。

文化の面での誤解についても、根が深い。本書では、主として新聞のイスラム教についての記述について論じたが、なじみのない文化を紹介する際に、紋切り型で扱い、マイナス要素と結びつけて扱うことは、多言語多文化社会における議論のあり方として、好ましいものではない。

総じて、言語(教育)観・文化観の問題は、一朝一夕に解決するものではないが、成人・子どもに対する教育も含めて考えていく必要があろう。多文化教育や異文化コミュニケーションなどの教育を、文化の紹介に終わらせるのではなく、実際の問題の解決につなげることが望まれる。

筆者が居住する佐賀県の例で言えば、佐賀県国際交流協会が2015年3月に行ったハラル食品の研修会(「イスラム文化を知ろう」)などの取り組みは参考になるだろう。このイベントでは、佐賀在住の外国人のイスラム教徒自身がハラル食品について説明し、日本人参加者と話し合いも行った。もちろん、本書で焦点をあてたイスラム教だけではなく、どのような文化であれ、宗教であれ、同様のことが言える。

また、2.1で述べた、「だれにでも利用しやすい」というユニバーサルデザインの発想は、言語だけでなく文化の面でも、例えば食事の禁忌についての対応などに活かせるのではないだろうか。

2.4 母語教育・継承語の問題

　本書では、主として候補者に対する日本語教育について論じてきたが、候補者の家族の言語使用を考えた場合、看護・介護の専門日本語教育の枠内にとどまってよい話ではない。家族については生活者としての日本語や、他の職種で就労するための日本語などが必要になるだろう。

　また、候補者の子どもの継承語についても重要な論点である。平高（2011）は、日本の政策の特徴について、「外国人に対する言語教育政策では、成人の場合も児童生徒の場合も、ほぼ日本語教育に限定されており、彼らの母語や継承語の教育に対する政策は見当たらないことである。つまり、政策面ではまだ少数派だけが学べばよいという図式になっているのである」（p. 128）と指摘している。これは、EPAに基づく候補者受け入れについても、そのまま当てはまる。候補者本人の国家試験や業務の日本語に注目が集まってはいるが、母語教育・継承語の問題については、いまだに議論の俎上にすら上っていないと思われる。

2.5　おわりに

　以上、縷々述べてきたが、言語や文化についての考え方の見直しは、EPAに基づく看護師・介護福祉士候補者の受け入れにとどまらず、今後の外国人受け入れのための試金石となるであろう。その際に、経験を受け継ぐ必要がある。個々の研究者が、それぞれ過去の研究を参照することももちろんであるが、関連学会、例えば日本語教育分野の中心的な学会である日本語教育学会がそれを担っていくべきである。そしてそれらは歴とした言語教育政策の一環として、国費でまかなわれるべき性質のものである。

　来日前の予備教育や、国家試験不合格の場合にも特例で1年間の延長を認めるなどの措置も、定着してきた感がある。だが、毎年、外交上問題にならないレベルの人数の合格者を出し、制度として安定したかのように見える時が来たとしても、問題は根本的に解決していない。このままでは、次の外国人就労者の受け入れの際に、「いつか来た道」を辿る可能性があるからだ。日本語教育政策の立案の段階での迷走ぶり、制度設計の杜撰さ、日本語

教育についての誤解、なじみのない文化を受け入れる際の反応などについては、意識的に改善していく必要がある。「最初の数年間は実験の犠牲者」などという発想では済まされない。

2014年から、技能実習の職種に介護を含めるかという点が厚生労働省の有識者検討会で議論されている。2015年1月には、入国時の日本語能力は日本語能力試験のN4レベルでよい、とする報告がなされた。直前の会合まで「N3」の路線で議論が進んでいたにもかかわらず、「N3だと受け入れコストが高い」との声が相次いだため、厚生労働省が示した報告書案の段階でN4に引き下げられたという[5]。N4というレベルが、受け入れコストの都合だけで決まったことになる。結局、EPAと同様、科学的な根拠なしに、来日希望者の日本語能力の要件が決まる、という構図は繰り返されている。技能実習生の日本語研修や、資格認定の基準などについても、同様の道を辿ることが懸念される。どこかで悪循環を断ち切らねばならない。

もちろん、懸念材料ばかりではない。インドネシアやフィリピン政府、ベトナム政府の要望や、日本側の外務省・経済産業省・厚生労働省それぞれの思惑の中、「特例的に」受け入れが始まったEPAの枠組みではあるが、それぞれのスタンスがどうであれ、候補者の受け入れがもたらしたプラスの効果は計り知れない。

例えば、候補者と日本人職員・地域住民の個人レベルの交流や看護・介護の業界レベルでの国際化は言うまでもないが、本書との関係で言えば、日本語教育、とりわけ専門日本語教育や異文化間コミュニケーションなどの分野での研究が進んだこともプラス面として挙げられよう。また、介護福祉士国家試験の作問の段階に日本語専門家が加わることになったこと、看護師・介護福祉士国家試験が、候補者への配慮をきっかけに、平易な日本語を使用したり、ふりがなを振ったりと、わかりやすいものに変わったことなどは、今後、EPA以外の枠組みで外国人を受け入れる局面でも適用しうる、明るい兆しと言える。

本書では、縦割り行政の弊害など、旧来様々な分野で指摘され続けている点も含め、課題を指摘してきた。立法や行政の仕組みや、政策立案の過程の

問題も多く、改善は困難であることが予想されるが、少なくとも、現状を認識するところから始める必要があるだろう。本書の試みがその礎の1つとなることを願う。

　最後に、本書の限界について述べておきたい。本書では、国会・厚生労働省有識者検討会における議論および新聞社の報道について分析してきた。テレビ報道や雑誌等のマスメディアや候補者の支援団体による議論、研究者による議論のあり方など、移民受け入れ問題を論じるうえで分析の対象とすべきものは多いが、本書の射程には含められていない。また、送出国であるインドネシア、フィリピン、ベトナムの側の国会での議論や報道については踏み込むことができず、先行研究の記述や新聞報道に依拠することになったことも、限界として指摘しておきたい。EPA に基づく候補者の受け入れをめぐる議論、ひいては外国人受け入れをめぐる議論について、さらに多様な側面から分析していく必要があるだろう。著者の今後の課題である。

注

1　あべやすし(2010)は、情報保障の観点から、ユニバーサルデザインについて、「この社会には、さまざまなひとたちがいる。それをあたりまえの事実としてうけとめ、多様性を前提として社会のありかたをデザインする。それがユニバーサルデザインである。だれかにだけ都合のよい社会ではなく、だれもが生活しやすい社会にしようということだ。」(p. 285)と述べている。
2　有路・関・金子(2014)では、看護師候補者に対して英語・ふり仮名の併記が役に立ったか否かについて質問した結果、高得点者ほど低い評価をする傾向があることを報告している。
3　山本(2014)は国家試験の改正について、「日本語がより拓かれていく可能性が見える」と表現している(pp. 302–303)。
4　浜松市ウェブサイト(http://www.city.hamamatsu.shizuoka.jp/index.html、2015 年 3 月 6 日閲覧)を参照。
5　「介護現場に外国人実習生　質の確保や日本人待遇で課題」(2015 年 2 月 1 日付読売新聞、東京朝刊 17 面)

あとがき

　EPAに基づく看護師・介護福祉士候補者の受け入れが始まって、早くも8年が経過した。著者が勤務する大学の教養科目の授業で、EPAの受け入れについて学生に尋ねると、「知らない」「聞いたことがない」という反応が大半である。そんな彼女／彼らにとっては、受け入れ開始時のマスメディアや当事者の熱狂も、すでに「歴史」の領域なのであろう。

　候補者の受け入れは、経済的な、あるいは外交的な要請により実現した、かなり特異な枠組みであると言える。受け入れ開始後も、政府によるその場しのぎの対応が続いてきたことは、本書で述べてきたとおりである。現時点では、永続的な制度になるかどうかも不明で、外国人受け入れが進む過渡期に咲いた「あだ花」となる運命かもしれない。

　ただ、少なくとも、そこから、政府が、あるいは報道機関が、市民が「国際化のためのモデルケース」として、何らかの教訓をくみ取ることはできるであろう。莫大な費用と労力を注ぎ込み、多くの人を巻き込んだ以上、それは日本社会の構成員としての我々の責務である。

　今後、日本が外国人を受け入れていくことは、望むと望まざるとにかかわらず、不可避であると言ってよい。そのための準備作業として、候補者の受け入れの経緯を記述し、問題点を指摘し、考えうる解決策を示しておくことは欠かせない。その作業に、本書が貢献できれば幸いである。

　なお、本書執筆に際して、本書の原型となった博士論文の指導教員を務めてくださった金崎春幸先生、山下仁先生をはじめ、多くの研究仲間・知人・友人に草稿に目を通していただき、貴重なコメントを頂戴した。2008年以

降、著者の EPA との関わりの中で、様々な形で示唆を与えてくださった AOTS、JF の元同僚、候補者の皆様にもお礼を申し上げたい。また、本書を一般向けの書籍として出版することを提案してくださったひつじ書房の松本功房主、そしてアシスタントの相川奈緒さんにも、細部に至るまで助言をいただいた。ここに記して感謝したい。

参考文献

明石純一(2010)『入国管理政策「1990年体制」の成立と展開』ナカニシヤ出版
安里和晃(2005)「移動の世紀の〈再生産労働〉1.不自由な労働力／外国人労働者の現在」オルタートレード・ジャパン／パラグラフ編『at』1号、123–138
安里和晃(2008)「経済連携協定と外国人看護師・介護福祉士の受け入れ―政策決定プロセスと制度の問題点―」『世界人権問題研究センター研究紀要』第13号、219–239
安里和晃(2010a)「少子高齢化社会における移民政策と日本語教育」田尻英三・大津由紀雄編『言語政策を問う！』ひつじ書房、199–210
安里和晃(2010b)「EPA看護師候補者に関する労働条件と二重労働市場形成」五十嵐泰正編『労働再審②越境する労働と〈移民〉』大月書店、79–113
安里和晃(2014)「超高齢社会の到来と移民の受け入れ【介護士・看護師への扉を真に開く】」『なぜ今、移民問題か』別冊環20、藤原書店、138–145
あべやすし(2010)「識字のユニバーサルデザイン」かどやひでのり・あべやすし編著『識字の社会言語学』生活書院、284–342
有路智恵・関健介・金子哲也(2014)「インドネシア人看護師候補者の国家試験における困難に関する研究」『民族衛生』80(3)、144–150
池田敦史・深谷計子・堀場裕紀江・菱田治子(2010)「経済連携協定に基づき来日した看護師候補生の現状と問題点」『聖路加看護大学紀要』36号、86–90
池田敦史・深谷計子・堀場裕紀江(2011)「インドネシア人看護師候補者への日本語指導―ある病院での実践から―」『聖路加看護大学紀要』37号、15–18
石井容子・登里民子(2010)「インドネシア人介護福祉士候補者を対象とする就労開始前日本語研修における口頭能力評価の試み」『専門日本語教育研究』第12号、35–40
岩田一成(2014)「看護師国家試験対策と「やさしい日本語」」『日本語教育』158号、36–48
上野美香(2013)「介護施設におけるインドネシア人候補者の日本語をめぐる諸問題―日本人介護職員の視点からの分析と課題提起―」『日本語教育』156号、1–15
遠藤織枝・三枝令子(2013)「介護福祉士国家試験の平易化のために―第23回、24回試験の分析」『人文・自然研究』7、22–41
円満字二郎(2005)『人名用漢字の戦後史』岩波新書

大関由貴・遠藤郁絵（2012）「学習者から学ぶ「自立的な学び」とその支援―漢字の一斉授業における取り組みから―」『日本語教育』152 号、61–75

大関由貴・奥村匡子・神吉宇一（2015）「外国人介護人材に関する日本語教育研究の現状と課題―経済連携協定による来日者を対象とした研究を中心に―」『国際経営フォーラム』Vol. 25、239–280

大塚和夫・小杉泰・小松久男・東長靖・羽田正・山内昌之（編）（2002）『岩波イスラーム辞典』岩波書店

岡田朋美（2010）「EPA 看護師研修生に対する日本語支援―「交換ノート」を利用した学習の試み―」『2010 年度日本語教育学会春季大会予稿集』、353–354

岡田朋美・宮崎里司（2012）「EPA 看護師の国家試験合格後の課題―国家試験後の日本語支援者の役割とは―」『2012 年度日本語教育学会春季大会予稿集』、223–228

奥島美夏（2014）「インドネシア人看護師の送出政策の変遷と課題―国内保険医療改革と高齢化の時代における移住労働の位置づけ」『アジア研究』Vol. 60、No. 2、44–68

奥田尚甲（2007）「看護師国家試験の語彙とその分析」『2007 年度日本語教育学会秋季大会予稿集』、247–248

奥田尚甲（2011）「看護師国家試験の語彙の様相―日本語能力試験出題基準語彙表との比較から―」『国際協力研究誌』第 17 巻第 2 号、129–143

海外産業人材育成協会編（2010）『専門日本語入門　場面から学ぶ介護の日本語』凡人社

海外産業人材育成協会編（2011）『専門日本語入門　場面から学ぶ看護の日本語』凡人社

神吉宇一・布尾勝一郎・羽澤志穂（2009）「EPA によるインドネシア看護師・介護福祉士候補者受入研修の現状と課題（2）―研修デザインという視点から―」『2009 年度日本語教育学会秋季大会予稿集』、129–134

厚生労働省（2010）（検討会 1「看護師国家試験における用語に関する有識者検討チーム」資料）

http://www.mhlw.go.jp/stf/shingi/other-isei.html?tid=127333（2014 年 10 月 3 日閲覧）

厚生労働省（2012a）（検討会 2「看護師国家試験における母国語・英語での試験とコミュニケーション能力試験の併用の適否に関する検討会」資料）

http://www.mhlw.go.jp/stf/shingi/other-isei.html?tid=127334（2014 年 10 月 3 日閲覧）

厚生労働省（2012b）（検討会 3「経済連携協定（EPA）介護福祉士候補者に配慮した国家試験のあり方に関する検討会」資料）

http://www.mhlw.go.jp/stf/shingi/other-syakai.html?tid=141293（2014 年 10 月 3 日

閲覧)

厚生労働省(2012c)「経済連携協定に基づく外国人看護師・介護福祉士候補者等の現状」(看護師国家試験における母国語・英語での試験とコミュニケーション能力試験の併用の適否に関する検討会　第3回　参考資料2)(http://www.mhlw.go.jp/stf/shingi/2r98520000022rbv-att/2r98520000022rh1.pdf、2014年10月3日閲覧)

国際厚生事業団(2014)『平成27年度EPAに基づく看護師介護福祉士受入れパンフレット』
http://www.jicwels.or.jp/files/H27E58F97E585A5E3828CE38080E38391E383B3E38395E383A.pdf(2014年11月3日閲覧)

国際交流基金関西国際センター編(2009)『外国人のための看護・介護用語集　日本語でケアナビ(英語版)』凡人社

国立国語研究所「病院の言葉」委員会編著(2009)『病院の言葉を分かりやすく—工夫の提案—』勁草書房

小原寿美・岩田一成・細井戸忠延・菅井(大津)陽子(2013)『やさしい解説付き看護師国家試験対策テキスト』(自主公開モニター版)

齋藤隆(2010)「日本の看護師国家試験問題の言語的分析—日本語能力試験出題基準との比較を通して—」『2010年度日本語教育学会秋季大会予稿集』、207–212

齊藤真美・角南北斗・中川健司・中村英三・布尾勝一郎(2012)「介護福祉士国家試験の専門用語・語彙、漢字学習の方法を考える—漢字学習ウェブサイト「介護の漢字サポーター」を利用した学習デザイン—」『日本語教育学会実践研究フォーラム予稿集』、97–101

齊藤真美・中川健司・角南北斗・布尾勝一郎(2013)「EPA介護福祉士候補者学習支援で求められるもの—実践報告および今後の課題—」『2013年度日本語教育学会春季大会予稿集』、251–256

サイード、エドワード・W(2003)『イスラム報道　増補版』(浅井信雄・佐藤成文・岡真理共訳)みすず書房

三枝令子(2014)「介護福祉士国家試験平易化の検証：第25回試験の分析」『人文・自然研究』8、171–189

嶋ちはる(2011)「EPA外国人看護師候補生の国家試験学習プロセスに関する縦断的研究」『2011年度日本語教育学会春季大会予稿集』、135–140

嶋ちはる(2012)「仕事に必要なコミュニケーションとは—EPA外国人看護師候補生の実際の就業場面における言語行動の分析から—」『2012年度日本語教育学会春季大会予稿集』、211–216

聖隷福祉事業団編(2011)『やさしい日本語版　介護福祉士　新カリキュラム　学習ワークブック』、静岡県

武部良明(1991)『文字表記と日本語教育』凡人社
田尻英三(2010)「日本語教育政策・機関の事業仕分け」田尻英三・大津由紀雄編『言語政策を問う!』ひつじ書房、51–102
田尻英三(2011)「看護師国家試験の漢字・漢語」『国文学　解釈と鑑賞』ぎょうせい、第 76 巻 1 号(2011 年 1 月号)、108–115
チュウ太プロジェクトチーム(2011)『介護福祉士国家試験に出る単語「かいごたん 808」』、http://chuta.jp/Archive/808_kaigo_tango_介護単語_ver1.pdf(2014 年 10 月 26 日閲覧)
辻和子・小島美奈子・高田薫(2010)「2009 年度日本・インドネシア経済連携協定に基づく看護師・介護福祉士候補者に対する事前研修における日本語研修実施報告—看護・介護の職場に立つ人材に必要なコミュニケーション力構築の試み—」『日本語教育方法研究会誌』vol. 17 No. 2、4–5
中川健司(2010)「介護福祉士候補者が国家試験を受験する上で必要な漢字知識の検証」『日本語教育』147 号、67–81
中川健司(2012)「新カリキュラム介護福祉士国家試験受験に向けた漢字学習の効率化に関する一考察」『専門日本語教育研究』第 14 号、41–46
中川健司・齊藤真美(2015)「介護福祉士国家試験におけるカタカナ語の特徴」『専門日本語教育研究』第 16 号、73–78
中川健司・齊藤真美・角南北斗・布尾勝一郎(2012)「介護福祉士国家試験向け漢字学習ウェブサイト「介護の漢字サポーター」」『2012 年度日本語教育学会春季大会予稿集』、9
中川健司・角南北斗(2011)「介護福祉士国家試験対応の漢字学習ウェブサイトの開発」『東京医科歯科大国際交流センター紀要』第 4 号、2–12
中川健司・角南北斗・齊藤真美・布尾勝一郎(2013)「自律学習に向けた漢字語彙学習ウェブサイト「介護の漢字サポーター　インドネシア語版」」『2013 年度日本語教育学会秋季大会予稿集』、409–410
中川健司・角南北斗・齊藤真美・布尾勝一郎(2014)「いかにしてウェブ教材の存在を学習者に知ってもらうか—漢字学習ウェブサイト「介護の漢字サポーター」広報上の課題—」『日本語教育方法研究会誌』vol. 21 No. 1、66–67
日本看護協会(2008)「インドネシア人看護師候補者受け入れにあたって　日本看護協会の見解」http://www.nurse.or.jp/home/opinion/press/2008pdf/0617-4.pdf(2015 年 3 月 30 日閲覧)
日本語教育学会　看護と介護の日本語教育ワーキンググループ(2012)『「看護と介護の日本語教育ワーキンググループ」最終報告書』
　　http://www.nkg.or.jp/kangokaigo/houkokusho/(2014 年 10 月 3 日閲覧)
日本語教育政策マスタープラン研究会(2010)『日本語教育で作る社会　私たちの見取

り図』ココ出版

布尾勝一郎(2009)「インドネシア人看護師・介護福祉士候補者受け入れに関する新聞報道―「日本語」と「イスラム教」をめぐる記述の問題点について―」『社会言語学』Ⅸ、95–112

布尾勝一郎(2011a)「海外からの看護師候補者に対する日本語教育」『日本語学』Vol. 30–2、2011年2月号、8–18

布尾勝一郎(2011b)「インドネシア人EPA看護師・介護福祉士候補者日本語研修の取り組み―バンドンにおける研修を中心に―」『2011年度日本語教育学会春季大会予稿集』、297–298

布尾勝一郎(2012a)「日本における外国人就労者受け入れに関する課題の再検討―日本語教育の社会的役割とは―発表1　EPAに基づく看護師・介護福祉士候補者受け入れを事例とした諸課題の整理」『2012年度日本語教育学会春季大会予稿集』、31–34

布尾勝一郎(2012b)「言語政策的観点から見たEPA看護師・介護福祉士候補者受け入れの問題点―国家試験に関する有識者検討会をめぐって」『社会言語学』ⅩⅡ、53–71

布尾勝一郎(2013)「看護師・介護福祉士候補者に対する専門日本語教育―初級からの取り組み―」『専門日本語教育研究』第15号、23–26

布尾勝一郎(2014)「看護師・介護福祉士候補者受け入れをめぐる国会での議論の分析―日本語教育政策の観点から―」『社会言語学』ⅩⅣ、57–79

布尾勝一郎(2015)「EPA看護師・介護福祉士候補者への「配慮」の諸相―日本語の作り直しを視野に」義永美央子・山下仁編『ことばの「やさしさ」とは何か―批判的社会言語学からのアプローチ』三元社、45–71

布尾勝一郎・神吉宇一・羽澤志穂(2010)「EPA看護師候補者の国家試験対策のためのeラーニング『看護の日本語（しけんたいさく）』」『2010年度日本語教育学会春季大会予稿集』、11

登里民子・石井容子・今井寿枝・栗原幸則(2010)「インドネシア人介護福祉士候補者を対象とする日本語研修のコースデザイン―医療・看護・介護分野の専門日本語教育と、関西国際センターの教育理念との関係において―」『国際交流基金日本語教育紀要』第6号、41–56

登里民子・栗原幸則・今井寿枝・石井容子(2009)「インドネシア人介護福祉士候補者を対象とする初級からの専門日本語教育研修プログラム」『2009年度日本語教育学会春季大会予稿集』、176–181

登里民子・永井涼子(2011)「介護福祉士候補者を対象とする「申し送り」聞き取り授業の実践報告」『国際交流基金日本語教育紀要』第7号、85–101

登里民子・山本晃彦・鈴木恵理・森美紀・齊藤智子・松島幸男・青沼国夫・飯澤展明

(2014)「経済連携協定(EPA)に基づくインドネシア人・フィリピン人看護師・介護福祉士候補者を対象とする日本語予備教育事業の成果と展望」『国際交流基金日本語教育紀要』第10号、55–69

野村愛(2013)「介護福祉士候補者に対する日本語教育の制度的課題」『2013年度日本語教育学会春季大会予稿集』、239–244

野村愛(2015)「就労開始2年目のEPA介護福祉士候補者を対象とした学習支援の事例」『専門日本語教育研究』第16号、79–84

野村愛・秋山佳世(2013)「EPA介護福祉士候補者に対する1年目学習支援から明らかになった課題―特殊性、多様性を踏まえた個別支援―」『2013年度日本語教育学会秋季大会予稿集』、403–404

野村愛・川村よし子・斉木美紀・金庭久美子(2011)「単語難易度と出題頻度に配慮した介護福祉士候補生のための語彙リスト作成」『日本語教育方法研究会誌』vol. 18 No. 2、12–13

羽澤志穂・神吉宇一・布尾勝一郎(2009)「EPAによるインドネシア看護師・介護福祉士候補者受入研修の現状と課題」『2009年度日本語教育学会春季大会予稿集』、182–187

春原憲一郎(2009)「日本の言語政策と日本語教育の現在」春原憲一郎編『移動労働者とその家族のための言語政策 生活者のための日本語教育』ひつじ書房、1–40

平高史也(2011)「「第2言語」から見たドイツと日本の言語意識―移民に対する言語教育を中心に」山下仁・渡辺学・髙田博行編著『言語意識と社会 ドイツの視点・日本の視点』三元社、113–136

ましこ・ひでのり(2008)『幻想としての人種／民族／国民―「日本人という自画像」の知的水脈』三元社

松尾慎・菊池哲佳・Morris、J. F.・松﨑丈・打浪(古賀)文子・あべやすし・岩田一成・布尾勝一郎・高嶋由布子・岡典栄・手島利恵・森本郁代(2013)「社会参加のための情報保障と「わかりやすい日本語」―外国人、ろう者・難聴者、知的障害者への情報保障の個別課題と共通性―」『社会言語科学』第16巻第11号、社会言語科学会、22–38

松田謙次郎編(2008)『国会会議録を使った日本語研究』ひつじ書房

松田謙次郎・薄井良子・南部智史・岡田裕子(2008)「国会会議録はどれほど発言に忠実か？―整文の実態を探る」松田謙次郎編『国会会議録を使った日本語研究』ひつじ書房、33–62

丸山真貴子・三橋麻子(2011)「EPA介護福祉士候補者向け国家試験対策―効率よく解くためのテクニック―」『2011年度日本語教育学会春季大会予稿集』、129–134

丸山真貴子・三橋麻子(2013a)「EPA介護福祉士候補者学習支援で求められるもの―実践報告および今後の課題―」『2013年度日本語教育学会春季大会予稿集』、

251–256

丸山真貴子・三橋麻子 (2013b)「外国人介護福祉士にとっての次なる課題—アンケート・インタビュー調査結果からの教材作成の試みと学習法—」『2013 年度日本語教育学会春期大会予稿集』、257–262

宮島喬 (2014)「移民政策の現在と未来」『なぜ今、移民問題か』、別冊環 20、藤原書店、46–56

宮本秀樹・中川健司・中村英三・山岸周作 (2014a)「新聞報道に見られる EPA における外国人介護福祉士候補者の取り扱われ方」『第 22 回介護福祉学会大会発表報告要旨集』、74

宮本秀樹・中川健司・中村英三・山岸周作 (2014b)「EPA における外国人介護福祉士候補者の国家試験合格後の『定着』にかかる新聞報道について」『日本社会福祉学会第 62 回秋季大会報告要旨』、527–528

山口裕子 (2009)「地方社会のムスリム食事情 岡山県におけるハラール食品の製造と流通」奥島美夏 (編著)『日本のインドネシア人社会—国際移動と共生の課題』明石書店、233–239

山本冴里 (2014)『戦後の国家と日本語教育』くろしお出版

Reisigl, M. and Wodak, R. (2001) *Discourse and Discrimination: Rhetorics of racism and anti-semitism.* London: Routledge.

索引

A-Z

AOTS　1, 2, 21-23, 38, 39, 53, 69, 78
EPA（経済連携協定）　9
JF　22, 23, 38, 39, 42, 43, 69, 105
JICWELS　16, 22, 37, 44, 123

あ

アークアカデミー　23
赤門会日本語学校　23

い

イスラム教／イスラム教徒　2, 64, 65, 78, 121, 123, 128, 138-144, 148, 149, 156, 162
祈り　→礼拝
インドシナ難民　7, 28
インドネシア海外労働者派遣・保護庁（NBPPIW）　16
インドネシア教育大学　70

お

お祈り　→礼拝
オールドカマー　7, 28
オールドタイマー　7
オリエンタリズム　128

か

海外技術者研修協会（AOTS）　→AOTS
外国人研修・技能実習制度　8
外国人犯罪　74, 75, 77, 162
介護福祉士候補者　17
外務省　14, 154
華僑　7
学習リソース　→リソース
ガルーダ・サポーターズ　91
看護師・介護福祉士国家試験　16, 17, 37, 38
看護師候補者　17

き

業務の日本語　29, 36, 59, 61

け

経済産業省　14, 154

こ

言語文化観　2, 155, 156, 161, 162
厚生労働省　13, 14, 37, 154
合理的配慮　157
国際厚生事業団（JICWELS）　→JICWELS
国際交流基金（JF）　→JF
国家試験の日本語　29, 36, 59, 61
コミュニケーション能力試験　86-88, 90, 105-107

さ

在外フィリピン人労働者（OFW）　10
財団法人海外技術者研修協会（AOTS）　→AOTS
財団法人日本インドネシア協会　91

財団法人日本国際教育支援協会
　→日本国際教育支援協会（JEES）
在日華人　7
在日韓国・朝鮮人　7
在日コリアン　28
在留外国人　7
在留資格　8, 11, 17, 26

し

社団法人国際厚生事業団（JICWELS）
　→JICWELS
自由貿易協定（FTA）　9
ジルバブ　→スカーフ

す

スカーフ　138, 141, 156

せ

生活の日本語　29, 35, 59
全国老人福祉施設協議会　15
専門日本語　27-30, 35, 36, 58, 60, 61, 156
専門日本語教育　53, 76
専門日本語の能力を示す基準　→評価基準
専門用語　85, 135, 156

た

縦割り行政　39, 40, 77, 154, 159, 161, 164
単一民族　73, 74, 77, 156, 162
単年度入札　38-40, 159

ち

中国帰国者　7, 28, 76, 160

て

定住者　8

と

特定活動　17, 26
独立行政法人国際交流基金（JF）　→JF

な

難民　76, 160

に

ニーズ調査　37
日系人　8, 28
日本介護福祉士会　15
日本看護協会　15, 156
日本語教育政策　2, 153-155
日本国際教育支援協会（JEES）　60, 105
日本語専門家　88, 164
日本語能力試験　18-20, 24, 35, 58, 60-61, 72, 78, 94, 105, 153, 160, 164
日本語のレベルの記述　→評価基準
日本語予備教育　→来日前予備教育
入管法（出入国管理及び難民認定法）　8

は

賠償留学生　7
パブリックコメント　94, 161
ハラル食品　149, 162

ひ

ヒューマンリソシア株式会社　23, 70
評価基準　2, 35, 36, 130, 153, 161

も

目標言語調査　37, 40, 153, 154, 160, 161

や

やさしい日本語　159

ゆ

有識者検討会　81, 82, 161
ユニバーサル（ユニヴァーサル）デザイン
　86, 109, 157-159, 162, 165

ら

来日前予備教育　42, 43

り

リソース　36, 37, 153
留学生　28

れ

礼拝　128, 129, 138-142, 156

ろ

6ヶ月研修　21-23, 35, 38, 39, 42, 43

【著者紹介】

布尾勝一郎（ぬのお かついちろう）

1971年大阪府高石市生まれ。佐賀大学全学教育機構准教授。京都大学文学部哲学科社会学専攻を卒業後、日本経済新聞記者・海外バックパッカー生活を経て日本語教育の世界に。インドネシアや関西で働いた後、財団法人海外技術者研修協会（AOTS）において、EPA看護師・介護福祉士候補者に対する日本語教育関連の業務全般を経験。独立行政法人国際交流基金（JF）を経て、2013年から現職。大阪大学大学院言語文化研究科修了。博士（言語文化学）。おもな著作に『ことばの「やさしさ」とは何か──批判的社会言語学からのアプローチ』（共著、三元社、2015）などがある。

迷走する外国人看護・介護人材の受け入れ

Problematic Attitudes and Systems Related to the Acceptance of Foreign Nurses and Care Workers: What Should We Learn from Our Experiences?
Nunoo Katsuichiro

発行	2016年11月1日 初版1刷
定価	1600円＋税
著者	© 布尾勝一郎
発行者	松本功
印刷・製本所	三美印刷株式会社
発行所	株式会社 ひつじ書房
	〒112-0011 東京都文京区千石2-1-2 大和ビル2階
	Tel.03-5319-4916 Fax.03-5319-4917
	郵便振替 00120-8-142852
	toiawase@hituzi.co.jp　http://www.hituzi.co.jp/

ISBN978-4-89476-831-4

造本には充分注意しておりますが、落丁・乱丁などがございましたら、小社かお買上げ書店にておとりかえいたします。ご意見、ご感想など、小社までお寄せ下されば幸いです。

移動労働者とその家族のための言語政策 生活者のための日本語教育
　春原憲一郎編　定価 1,600 円＋税

言語政策を問う！
　田尻英三・大津由紀雄編　定価 2,000 円＋税

神奈川大学言語学研究叢書　4

グローバリズムに伴う社会変容と言語政策

　富谷玲子・彭国躍・堤正典編　定価 4,800 円＋税

多文化社会オーストラリアの言語教育政策

　松田陽子著　定価 4,200 円＋税

市民の日本語へ 対話のためのコミュニケーションモデルを作る
村田和代・松本功・深尾昌峰・三上直之・重信幸彦著
定価 1,400 円＋税

共生の言語学 持続可能な社会をめざして
村田和代編　定価 3,400 円＋税

公開講座 多文化共生論
米勢治子・ハヤシザキカズヒコ・松岡真理恵編　定価 2,800 円＋税

メディアとことば　1　特集:「マス」メディアのディスコース
　三宅和子・岡本能里子・佐藤彰編　　定価 2,400 円＋税

メディアとことば　2　特集:組み込まれるオーディエンス
　三宅和子・岡本能里子・佐藤彰編　　定価 2,400 円＋税

メディアとことば　3　特集:社会を構築することば
　岡本能里子・佐藤彰・竹野谷みゆき編　　定価 2,400 円＋税

メディアとことば　4　特集:現在(いま)を読み解くメソドロジー
　三宅和子・佐竹秀雄・竹野谷みゆき編　　定価 2,400 円＋税

3.11 原発事故後の公共メディアの言説を考える
名嶋義直・神田靖子編　定価 2,700 円＋税